JN012502

野菜 **野菜** + **たんぱく質**、食べる美容液レシピ

やせる! キレイになる!

ベジたん
スープ50

野菜ソムリエプロ

Atsushi

たくさんある中から、この本を手に取ってくださった皆さま、本当にありがとうございます。
簡単かつ健康的にダイエットをしたい、ついでに美肌にもなれたらうれしい!
なんて思う、すべての皆さまへ。

私、Atsushiは、2020年に44歳になりました。自分でもびっくりですが、今が人生の中で最も健康で、日々元気いっぱい(約8年間病気をすることもなく、風邪もひいていません)、体調も、肌も、体形も、すべてがベストなコンディションだと断言できます(笑)。

暴飲暴食を繰り返し、頻繁に風邪をひいたり、吹き出物に悩まされていた20代、ヘルシーな食生活を心がけるようになった30代を経て、40代になった今思うのは、食べること=生きること、ということです。
栄養バランスのとれた食事をとることで、カラダが整い、肌が整い、ココロが整い、生活が整います。そして、賢く食べることで細胞から元気になり、どんどん自分を進化させることができます。

思い返せば、常に顔がぽっちゃりしているという不憫な(?)思春期を過ごし、高校生の頃から万年ダイエッターで、巷で流行ったダイエットはきっと、ほとんど試してきました。いつも短期間のダイエットで体重を減らし、またゆるやかに体重が戻っていく……。ずっとその繰り返しでしたが、40代になり、奮起して、人生で初めて6kg減に成功したのが、スープダイエットでした。今もリバウンドしていません。

Atsushiスープは、高たんぱく&低糖質で、食物繊維が豊富です。たんぱく質が代謝を上げ、腸をすっきりお掃除してくれる食物繊維の美腸効果で、余計なものをためこまない、やせやすい体質になります。

今回は、そんなダイエットスープをさらに進化させました。
それは、食材それぞれが持つ、美容効果の期待できる栄養素に着目し、ふんだんに取り入れたことです。

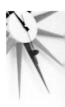
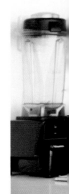

例えば、肌のうるおいに欠かせないコラーゲンやイソフラボン。
美白には、シミの原因となるメラニン色素を抑えるリコピンやビタミンC。
皮脂の過剰分泌を抑えるビタミンB_2やB_6で、毛穴レスな美肌を導く……。
ほかにも、むくみ解消、美髪、エイジングケアと、美容効果が期待できる成分が
豊富な食材を組み合わせ、ダイエットしながら美肌に導いてくれる、"食べる美
容液スープ"を作りました。

肌とココロに気持ちいい、すべて10分以内で簡単に作ることができる、
野菜（ベジタブル）＋たんぱく質＝ベジたんスープです。

キレイは自分の努力次第。その成果は確かな自信になります。キレイにリミットは
ありません。このベジたんスープで、キレイにやせ体質作りと美肌作りのお手伝
いができたらうれしいです。

最後にこの本を読んでくださった方、本作りに携わっていただいたすべての皆さ
まに、心より感謝の気持ちを込めて。

Atsushi

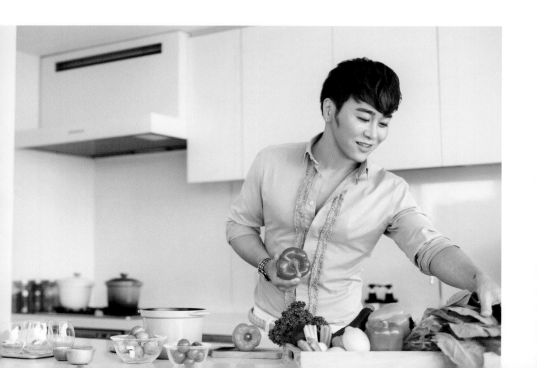

もくじ

本書の使い方

美容効果別にとりたい栄養素について

ここでご紹介している栄養素がとれるスープレシピをご紹介しています。

とりたい栄養素を含むおすすめの食材

レシピではこの食材を中心に使っています。

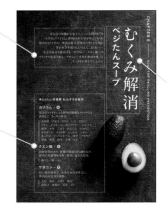

各章は、ケアしたい美容効果別になっています。気になるところからチェック!

調理時間の目安

鍋で加熱する以外の調理法

レンチン ＝電子レンジのみで作るもの

ミキサー ＝ミキサーにかけるだけのもの、またはミキサーを使うもの

混ぜるだけ ＝火を使わず、具を混ぜ合わせるだけのもの

使うだしの素

とりたい栄養素を含む主な食材

切り方の参考に。

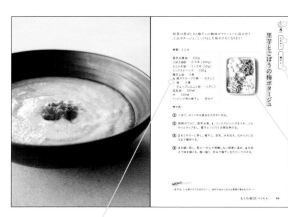

各章でとりたい栄養素をアイコンと下線でご紹介しています。

た＝たんぱく質／ VC ＝ビタミンC／ VB2 ＝ビタミンB₂／ VB6 ＝ビタミンB₆／ VE ＝ビタミンE／
β＝β-カロテン／コ＝コラーゲン／ク＝クエン酸／カ＝カリウム／亜＝亜鉛／ヨ＝ヨウ素／
イ＝イソフラボン／リ＝リコピン／サ＝サポニン／ポ＝ポリフェノール／ア＝アスタキサンチン

本書の決まりごと

- 大さじ1＝15㎖、小さじ1＝5㎖です。
- 基本的に、洗う、種や芽、ヘタ、ワタをとるなどの下ごしらえは省略しています。
- 個数や重量は目安です。スープの水分が足りなければ、水を適宜足してください。
- 野菜は特に表記がない限り、すべて皮つきで使っています。
- にんにく、しょうがはチューブのおろしタイプを使っています。みじん切りにしたものも使えます。
- オリーブオイルは、すべてピュアオリーブオイルを使っています。
- 豆乳は成分調整豆乳、トマトジュースは無塩、アーモンドやカシューナッツは無塩・素焼きを使っています。
- 調理時間はおおよその目安です。火加減や環境によって多少異なります。
- 電子レンジは500Wを使っています。加熱時間は、お持ちの電子レンジのワット数や機種によって、様子を見ながら調整してください。

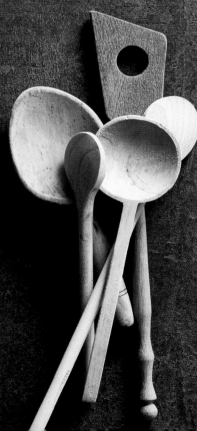

ベジたんスープの取説

ベジタブル＋たんぱく質で「ベジたん」。
これは、キレイになるための公式。
Atsushi's ベジたんスープでは、ここに
美容に効く栄養素を組み合わせています。
作り方は、どれも簡単。
どこでも手に入る食材と調味料で、
10分以内で作れるものばかり。
そのおいしさとキレイに効く秘密、
作り方のコツをご紹介します。

1 たんぱく質＋食物繊維でやせやすい体に

筋肉など、体を作る素となるのがたんぱく質。ダイエットや不規則な食生活でたんぱく質が不足すると筋肉が作られず、基礎代謝が落ちます。すると、摂取した脂肪が蓄積されて、太りやすく、やせにくい体に。また、糖質が多い食品をとると、食後に血糖値が急上昇してインスリンが多く分泌され、体脂肪に変わりやすくなります。だから、ベジたんスープは高たんぱく＆低糖質。食物繊維が多い食材も取り入れて血糖値の急上昇を抑え、やせやすい体を作ります。

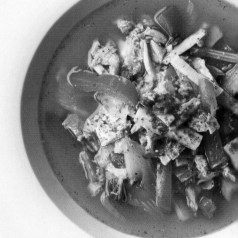

2 キレイの近道は、ベジたん＝ベジタブル＋たんぱく質

肌にいいからと、ビタミンばかりとっていても効果は期待できません。筋肉をはじめ、皮膚や髪、爪の素となるたんぱく質が不足すると、肌のハリやツヤがなくなり、髪のコシも失われる原因に。常にみずみずしい肌、いきいきとした自分でいるために、「野菜＋たんぱく質＝ベジたん」でキレイになる力を底上げ！ ベジたんスープでは、うるおい、美白、毛穴レス、むくみ解消、美髪、エイジングケアの6つの目的別に効果的な栄養素がとれるよう、食材を組み合わせています。

３ スープにすると、**栄養をまるごと** いただける

ベジたんスープは具だくさん。１皿で満足感が得られ、よくかんで食べることで満腹中枢も満たされるので、食べすぎ防止にもなります。スープのいいところは、煮込むことで食材のかさが減り、たくさん食べられること。ビタミンＢ群・Ｃなどの、加熱すると流れ出てしまう水溶性ビタミンも、あますところなくいただけること。また、野菜は皮に栄養を多く含むので、皮はむかずにそのまま使っています。

４ スープでダイエットに成功。リバウンドもなし！

人生ほぼ"ぽっちゃり"で、短期決戦で体重を減らしては、すぐにリバウンドして、またダイエット……の繰り返し。40代になると、いよいよ体重が落ちにくくなりました。それが、一念発起してスープダイエットにトライすると、2か月で人生初の6kg減に成功！　朝はフルーツ、昼と夜はなるべくスープに置き換えながら、夜は普通に外食もし、大好きなお酒も飲んでいたのに、筋肉をキープしたまま、脂肪だけが落ちて、顔も下半身もすっきりしました。野菜＋たんぱく質を組み合わせたベジたんスープの効果にびっくり。以来、食べ過ぎたなと思ったら、1週間、夜だけスープに置き換えたり、3日間は3食スープに置き換えたりして、無理せず、健康的にダイエットをしています。

AFTER

BEFORE

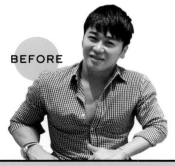

2か月で

-**6**kg！

5

おいしいスープのコツは
うま味成分を
かけ合わせること

例えば、味噌汁に入れるかつおだしと味噌。これ、とっても
おいしい組み合わせです。かつおだしには、うま味成分のイ
ノシン酸、味噌にはグルタミン酸が含まれます。実はうま味成
分は、ふたつ以上を合わせると飛躍的においしくなることが
わかっています。かつお節とグルタミン酸を含む昆布でとる和
食の合わせだしにも、ちゃんと意味があるんです。ベジたん
スープでは、イノシン酸、グルタミン酸、グアニル酸の3大うま
味成分を、だしの素、うま味成分が高い食材と組み合わせ
ているので、具を炒めなくても、煮込み時間が短くても、レン
チンでも、うま味とコクたっぷりのおいしいスープになるんです。

(グルタミン酸)

昆布だし／鶏だし／トマト（ミニトマト）／玉ねぎ／長ねぎ／
青ねぎ／アスパラガス／ブロッコリー／セロリ／マッシュルーム／
しめじ／ごぼう／ミックスビーンズ／とろろ昆布／パルメザンチーズ／
オイスターソース／ナンプラー など

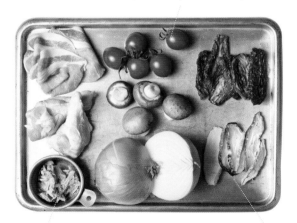

(イノシン酸)

かつおだし／鶏だし／コンソメだし／
豚肉／鶏肉／牛肉／鮭／かつお／さば／
えび／ツナ／しらす／桜えび など

(グアニル酸)

鶏だし／干ししいたけ／
ドライトマト／海苔 など

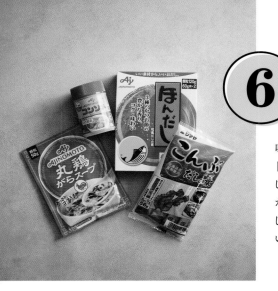

6 だしの素を使って簡単・時短に

味のベースには、「かつおだし」「昆布だし」「鶏だし」「コンソメだし」の4種類のだしの素を使っています。どれも顆粒タイプだから、スープにさっと溶けて便利。4つのだしの素それぞれと食材との相乗効果で、おいしいスープが簡単・時短で作れます。

7 どこでも買える うま味を引き出す 調味料

調味料の役割は、素材本来のおいしさを引き出したり、奥行きのある味にすること。よく使うのが、味噌やナンプラー、オイスターソース、カレー粉など、素材のうま味を引き出してくれるもの。うま味のあるにんにく、食物繊維が豊富で、加熱すると体を温めてくれるしょうがは、おろしのチューブタイプを使い、簡単・時短に。特別な調味料は使わず、スーパーやコンビニで買えるものを使っています。

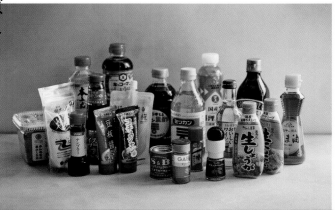

8 さっと炒めて、さっと煮るだけ。どれも**10分程度で作れる**！

具材を切って混ぜるだけ、ミキサーにかけるだけ、レンチンするだけ、そして、さっと炒めて煮るだけ。ベジたんスープの作り方は、主にこの4つ。どれも10分以内で作れます。鍋で煮込むレシピは、時間がなければ具を炒めずに、沸騰したお湯に入れて煮込むだけでもOK。

9 スープ作りには**ル・クルーゼ**の鍋を愛用 深さが使いやすい！

鍋ひとつで作れるベジたんスープ。スープ作りで愛用しているのが、ル・クルーゼの鋳物ホーロー鍋「ココット・エブリィ18」。丸みを帯びた底、深さのある形など、鍋の中で効率的に対流が起こる構造で熱が均一に行きわたり、素材のうま味を引き出してくれます。深さがあるので具を炒めやすく、油はねが少ないのもうれしい。コンパクトなので、省スペースで収納できるところも気に入っています。

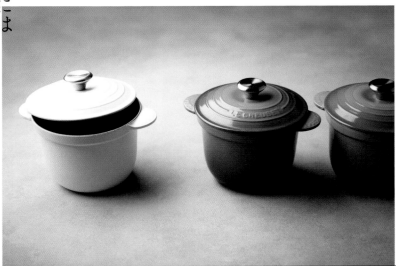

うるおう
ベジたんスープ

うるおいに満ちた素肌は、
自信をもたらしてくれるもの。
肌あれのない、みずみずしい美肌に導くには、
食物繊維で腸内環境を整えると同時に、
［β-カロテン］［コラーゲン］［イソフラボン］を。
肌にハリとうるおいを与えるコラーゲンなどは
年齢とともに減少していくので、
スープでしっかりとって。

◉とりたい栄養素 & おすすめ食材

β-カロテン = β

体内でビタミンAとなり、肌のターンオーバーを促す。
皮膚や粘膜の角質化や乾燥を防ぐ。

豆苗　パセリ　ほうれん草　三つ葉
ゴーヤ　ピーマン　ブロッコリー
かぼちゃ　にんじん　クコの実 …など

コラーゲン = コ

肌の水分を保持し、ハリとうるおい、弾力を与える。
ビタミンCととると吸収率がアップ。

鶏肉　鮭　さわら　魚の皮　いか
えび　あさり　しらす干し …など

イソフラボン = イ

コラーゲンの生成をサポート。エストロゲン
（女性ホルモン）と似た働きをし、肌の乾燥を防ぐ。

大豆もやし　大豆　納豆　味噌　豆腐
厚揚げ　油揚げ　豆乳 …など

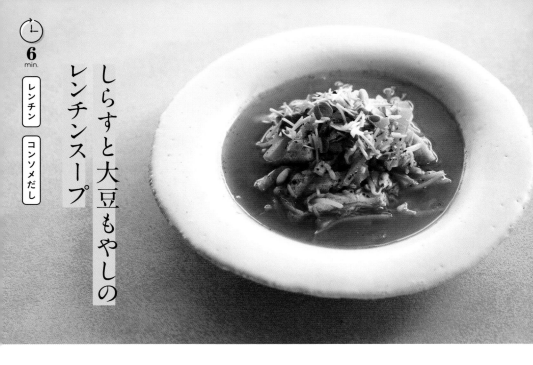

しらすと大豆もやしの
レンチンスープ

レンチンするだけの簡単スープ。豆がついた大豆もやしは
イソフラボンやたんぱく質、食物繊維も豊富な優等生食材。

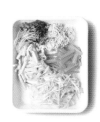

材料：1人分

しらす干し㋺ …… 50g
大豆もやし㋑ …… 80g
にんじん㋐
　…… 1/5本（30g）
油揚げ㋕ …… 1枚（30g）
かいわれ大根 …… 10g

顆粒コンソメスープの素
　…… 小さじ1と1/2
チリパウダー …… 小さじ1
粉チーズ …… 大さじ1
チューブにんにく …… 小さじ1
水 …… 200mℓ

作り方：

① 大豆もやしは1cm長さに切り、にんじんは3cm長さの細切りにする。油揚げは
　横半分に切って細切りにする。

② 耐熱ボウルにかいわれ大根以外のすべての材料を入れて軽く混ぜ合わせる。
　ふんわりとラップをし、電子レンジで5分間加熱する。

③ 器に盛り、かいわれ大根をざく切りにしてのせる。

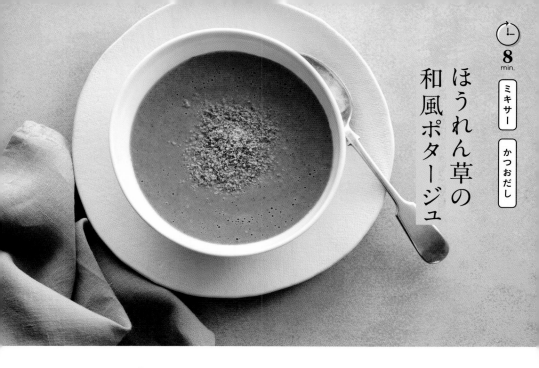

ほうれん草の和風ポタージュ

β-カロテン豊富なほうれん草のほのかな苦味に、
いかのうま味が溶け込んだコクうまポタージュ。

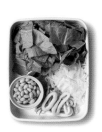

材料：2人分

ほうれん草 ⓑ
……1/2束（100g）
玉ねぎ……1/2個（100g）
大豆水煮 ⓘ……100g
ボイルいか ⓙ……100g
豆乳 ⓘ……300mℓ
水……100mℓ
レモン汁……1/3個分

A 顆粒かつおだしの素
……小さじ2
味噌 ⓘ……大さじ1
すりごま（白）……大さじ2
酒……大さじ1
チューブにんにく……小さじ1
チューブしょうが…小さじ1

すりごま（白）……好みで

作り方：

① ほうれん草と玉ねぎは適当な大きさに切る。

② 耐熱ボウルに **1** と大豆水煮、ボイルいかを入れ、ふんわりとラップをし、電子レンジで4分間加熱する。

③ **2** をミキサーに移し、豆乳と水を加え、なめらかになるまで攪拌する。

④ 鍋に移して中火にかけ、沸騰しないように温める。**A** を加え、煮えばなで火を止める。レモン汁を加えて器に盛り、好みですりごまをふる。

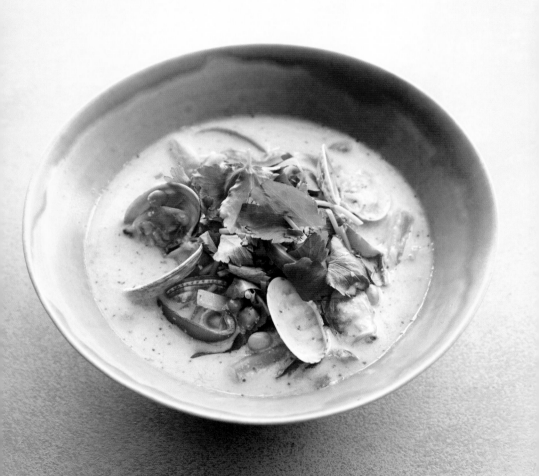

納豆とあさりの豆乳味噌スープ

あさり×かつおだしの深いうま味を、豆乳仕立てで
まろやかな和風味に。納豆は加熱するとにおいもやわらぐ。

材料：2人分

納豆⑦ ……… 2パック
あさり⊝（砂抜き済み）……… 100ｇ
ピーマン⑧ ……… 4個（140ｇ）
にんじん⑧ ……… 1/2本（80ｇ）
三つ葉⑧ ……… 1束（20ｇ）
A 顆粒かつおだしの素 ……… 小さじ2
　　味噌⑦ ……… 大さじ1
　　すりごま（白）……… 大さじ2
　　酒 ……… 大さじ1
　　チューブにんにく ……… 小さじ1
　　チューブしょうが ……… 小さじ1
　　一味唐辛子 ……… 少量
水 ……… 100㎖
豆乳 ……… 300㎖
ごま油 ……… 小さじ2

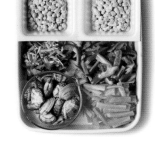

作り方：

① ピーマンとにんじんは3㎝長さの細切りにし、三つ葉は2～3
　㎝長さのざく切りにする。

② 鍋にごま油を中火で熱し、あさり、ピーマン、にんじんを炒める。

③ 水を加え、ひと煮立ちさせたらあくを取り、豆乳、**A**、納豆の
　順に加える。

④ あさりの口が開いたら、煮えばなで火を止める。器に盛り、三
　つ葉をのせる。

MEMO

・あさりには、疲労回復に効くタウリンや貧血を予防する鉄が豊富

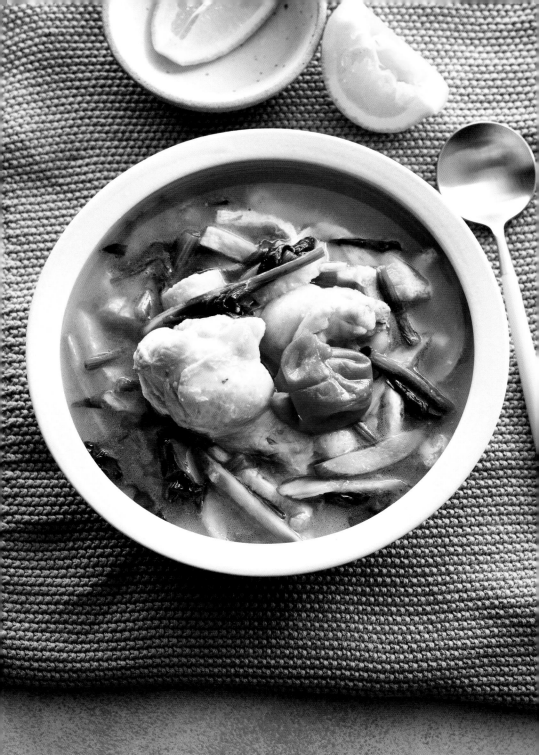

鶏手羽元はコラーゲンの宝庫。
梅干しを崩しながら食べれば、後味もさっぱり。

鶏手羽とほうれん草の梅スープ

材料：2人分

鶏手羽元 ⊐ ……150g
ほうれん草 ⓟ ……1/3束（60g）
ごぼう ……1/2本（80g）
油揚げ ⓘ ……2枚（60g）
レモン汁 ……1/4個分
梅干し ……2個
A 顆粒昆布だしの素 ……小さじ2
　しょうゆ ……大さじ1
　酢 ……大さじ2
　みりん ……大さじ1
　チューブにんにく ……小さじ1
　チューブしょうが ……小さじ1
水 ……400mℓ
ごま油 ……小さじ2

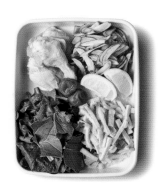

作り方：

① ほうれん草は食べやすい大きさにざく切りにする。ごぼうは縦
　半分に切って斜め薄切りにする。油揚げは横半分に切って
　細切りにする。

② 鍋にごま油を中火で熱し、鶏手羽元とごぼうを炒める。

③ 水を加え、ひと煮立ちさせたら、油揚げ、**A**を加え、さらに5
　分ほど煮る。

④ ほうれん草を加え、ひと煮立ちさせたら、レモン汁を加える。
　器に盛り、梅干しをのせる。

MEMO

・鶏手羽元は、酢を入れて煮込むとさっぱりやわらかに。
　レモンのビタミンCがコラーゲンの吸収をサポート
・梅干しのクエン酸は夏バテなどの疲労回復にも

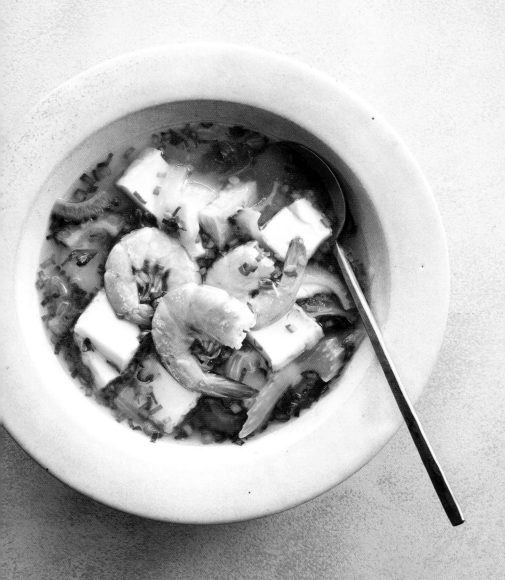

ゴーヤとセロリがさわやかに香るさっぱり味。低糖質で、
栄養素が凝縮された厚揚げは、豆腐以上にダイエット向き。

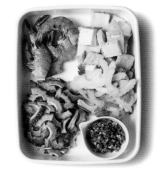

えびと厚揚げのスープ

10 min.

かつおだし

材料：2人分

えび ㋭（殻付き）…… 6尾
ゴーヤ ㋺ …… 1/2本（120g）
セロリ …… 1本弱（80g）
厚揚げ ㋑ …… 1枚（150g）
にら …… 10g
A 顆粒かつおだし …… 小さじ2
　ナンプラー …… 大さじ1と1/2
　みりん …… 大さじ1
　酒 …… 大さじ1
　チューブにんにく …… 小さじ2
　チューブしょうが …… 小さじ2
水 …… 400㎖
ごま油 …… 小さじ2

作り方：

① えびは背わたを取る。ゴーヤは縦に4等分にして薄切り、セ
ロリは斜め薄切り、厚揚げは5㎜厚さに切る。にらは粗みじ
んに切る。

② 鍋にごま油を中火で熱し、えび（殻ごと）、ゴーヤ、セロリを
炒める。

③ 水を加え、沸騰したらあくを取る。厚揚げ、**A** を加え、2分ほ
ど煮る。器に盛り、にらをちらす。

MEMO

・ゴーヤのビタミンCは、加熱しても壊れにくい。ワタ、種には果肉以上にビタミンCなど栄養成分
　が豊富なので、一緒に食べても◎
・厚揚げは、たんぱく質、イソフラボン、ビタミンE、カルシウムなどが豊富
・セロリの香り成分アピインはポリフェノールの一種で、リラックス効果も

うるおう ベジたん　**21**

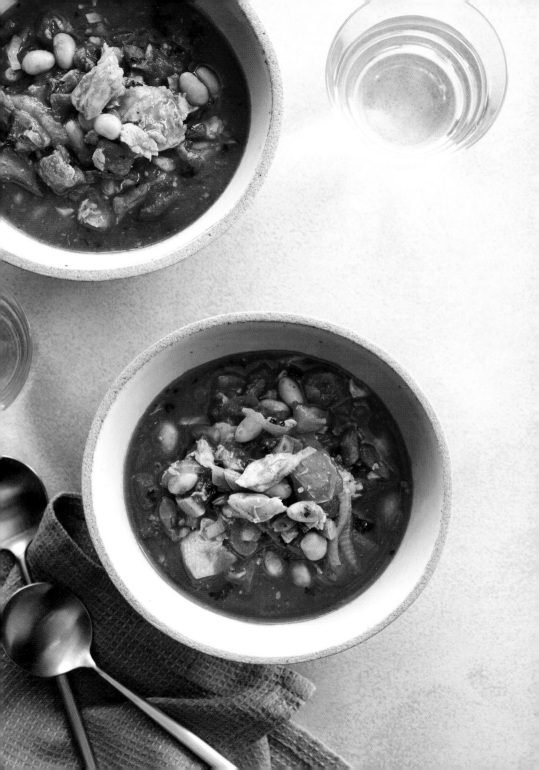

コンソメだし

鮭といんげんと大豆のスープ

食欲をそそるチリトマト味。鮭の皮は、コラーゲンや
オメガ3脂肪酸、ビタミンを多く含むので、残さず食べて。

材料：2人分

鮭 ㋵（皮付き）…… 2切れ（200g）
いんげん …… 10本（70g）
玉ねぎ …… 小1/2個（80g）
パセリ ㋫ …… 2本（10g）
大豆水煮 ㋑ …… 100g
ダイストマト缶 …… 1缶（300g）
A 顆粒コンソメスープの素
　　　…… 大さじ1
　チリパウダー …… 大さじ1
　白ワイン …… 大さじ1
　塩 …… 少量
　チューブにんにく …… 小さじ2
　チューブしょうが …… 小さじ2
水 …… 100mℓ
オリーブオイル …… 小さじ2

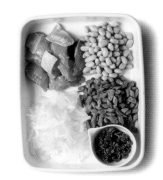

作り方：

① 鮭は食べやすい大きさに切る。いんげんは1cm長さに斜めに
切り、玉ねぎは3cm長さの薄切り、パセリはみじん切りにする。

② 鍋にオリーブオイルを中火で熱し、鮭、いんげん、玉ねぎを炒
める。

③ 水を加え、沸騰したらあくを取る。大豆水煮、ダイストマト、
Aを加え、ひと煮立ちさせる。器に盛り、パセリをちらす。

MEMO

・いんげんは、体内で生成できない必須アミノ酸9種類をすべて含む

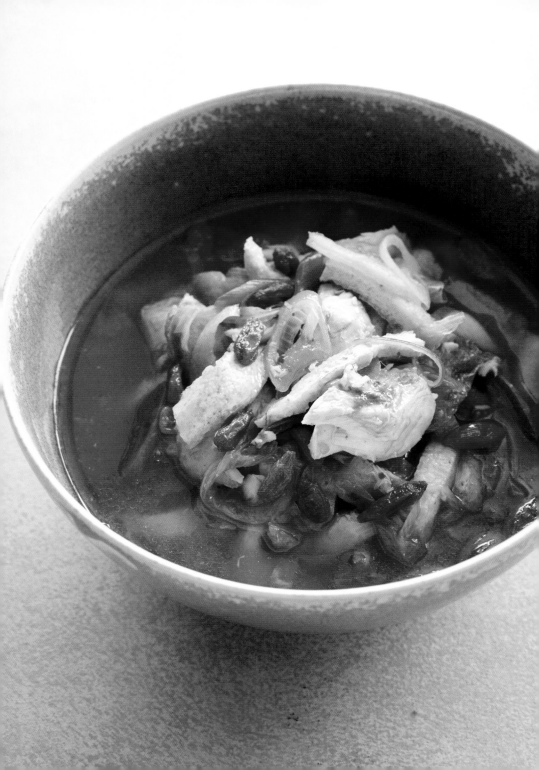

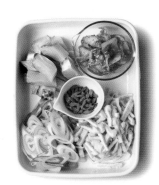

さわらと油揚げのキムチスープ

さわらの皮のコラーゲンがしみ出た美肌スープ。
キムチのカプサイシンが血行を促進して、代謝もアップ。

材料：2人分

さわら ③（皮付き）……2切れ（160g）
長ねぎ……1本（100g）
油揚げ ④……2枚（60g）
キムチ……100g
クコの実 ⑫……大さじ1
A 顆粒かつおだしの素……小さじ2
　　ナンプラー……大さじ1
　　コチュジャン……大さじ1
　　酒……大さじ1
　　チューブにんにく……小さじ2
　　チューブしょうが……小さじ2
水……400㎖
ごま油……小さじ2

作り方：

① さわらは食べやすい大きさに切る。長ねぎは斜め薄切り、油
揚げは横半分に切って細切りにする。

② 鍋にごま油を中火で熱し、さわら、長ねぎ、キムチを炒める。

③ 水を加え、沸騰したらあくを取る。油揚げ、クコの実、**A** を
加え、ひと煮立ちさせる。

MEMO

・クコの実（ゴジベリー）はビタミンA・B群・Cをはじめ、40種類以上の有効成分を含む。
　色素沈着を抑えるので美白効果も期待できるスーパーフード

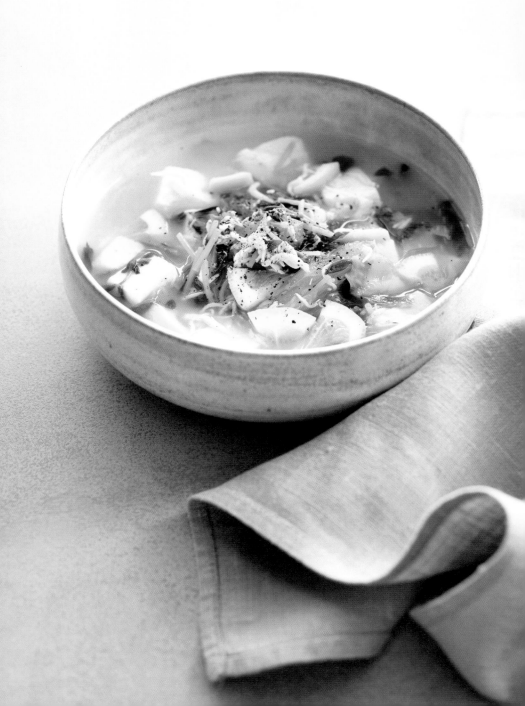

しらすと豆腐のエスニックスープ

しらすと豆腐の高たんぱくコンビ。
ナンプラーで奥行きのある味わいに。

材料：2人分

しらす干し〇 ……80g
豆腐〇 ……1/2丁（150g）
豆苗〇 ……1パック（100g）
セロリ ……1本弱（80g）
レモン ……1/2個
A 鶏ガラスープの素 …… 大さじ1
　　ナンプラー …… 大さじ1
　　酒 …… 大さじ1
　　チューブにんにく …… 小さじ2
　　チューブしょうが …… 小さじ2
水 ……400㎖
黒こしょう …… 好みで

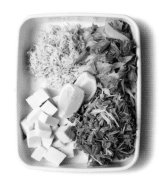

作り方：

① 豆腐は食べやすい大きさに切る。豆苗は3㎝長さのざく切り、
　セロリは斜め薄切りにする。

② レモンは半分を絞り、半分をいちょう切りにする。

③ 鍋に水を入れて中火にかけ、沸騰したら、しらす干しと**1**を
　加える。

④ **A**を加えてひと煮立ちさせ、最後に**2**を加える。器に盛り、
　好みで黒こしょうをふる。

MEMO

・しらす干しは、肌にハリをもたらすエラスチンを含む
・レモンは、国産・無農薬栽培のものがおすすめ

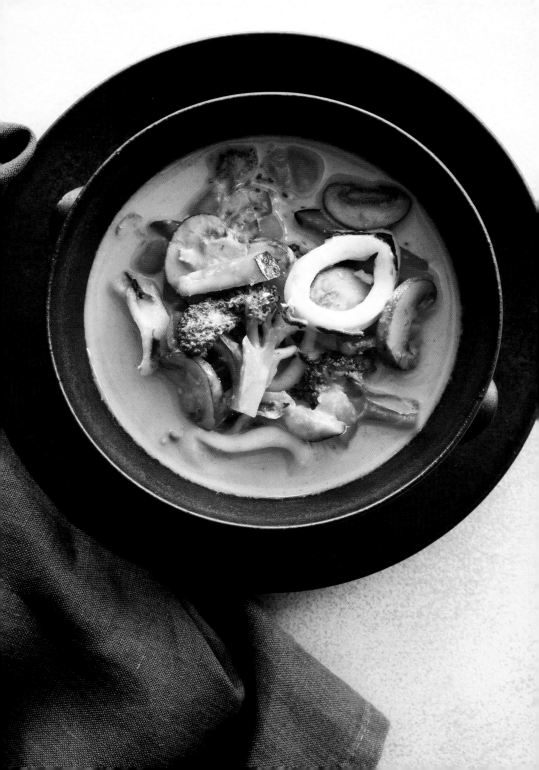

いかとかぼちゃの豆乳カレースープ

高たんぱく・低糖質ないかと、β-カロテン豊富な
かぼちゃ＆ブロッコリーを合わせたおかずスープ。

材料：2人分

いか ㋭ …… 1/2杯（150g）
かぼちゃ ㋰ …… 小1/10個（100g）
ブロッコリー ㋰ …… 5〜6房（80g）
マッシュルーム …… 8個（80g）
A 顆粒コンソメスープの素
　　　…… 大さじ1
　塩麹 …… 小さじ2
　カレー粉 …… 大さじ1
　白ワイン …… 大さじ1
　チューブにんにく …… 小さじ2
　チューブしょうが …… 小さじ1
水 …… 100㎖
豆乳 ㋒ …… 300㎖
オリーブオイル …… 小さじ2

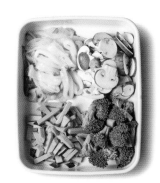

作り方：

① いかは輪切り、かぼちゃは3㎝長さの細切り、ブロッコリーは
　食べやすい大きさに切る。マッシュルームは薄切りにする。

② 鍋にオリーブオイルを中火で熱し、いか、かぼちゃ、マッシュ
　ルームを炒める。

③ 水を加え、沸騰したらあくを取る。ブロッコリー、**A**、豆乳を
　加え、ひと煮立ちさせる。

MEMO

・いかに含まれるタウリンは、コレステロール値を下げ、肝機能を高める

ナンプラーとカレー粉は最強調味料

ベジたんスープは、多国籍な味が多いかもしれません。和風、エスニック、韓国風、イタリアン……と、さまざまなテイストがミックスされていたり。どんな食材、調味料を使っていても、うま味の素が味をおいしくまとめてくれます。そんな調味料のひとつが、ナンプラー。タイの魚醤（ぎょしょう）であるナンプラーは、主にかたくちいわしから作られます。魚のうま味＝グルタミン酸が豊富なので、だし代わりにも使えるし、イノシン酸豊富なかつおだしと合わせると、ぐっと深いうま味に。ベジたんスープでは、かなりの登場率で使っています。カレー味のスープとも相性抜群。加熱したり、酸味を加えると、魚醤特有のにおいもマイルドになります。和洋中問わず使えて、ちょっと使うだけで味が決まりやすい万能調味料です。もうひとつ、大活躍しているのが、カレー粉。脂肪燃焼効果のあるクミン、強力な抗酸化作用のあるターメリック、ダイエット効果もある唐辛子、デトックスや整腸作用のあるコリアンダーなどが効率よくとれるので、使わないのはもったいない！ キレイを導くスパイスがぎゅっと詰まった、まさに茶色い宝石です。

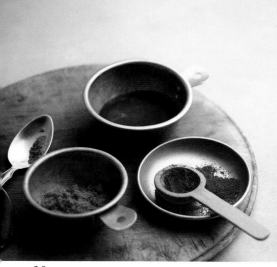

美白ベジたんスープ

夏も冬も、晴れの日も曇りの日も、
紫外線はあちこちから狙ってきます。
紫外線による日焼けは、シミやしわの原因となり、
老化を加速させるお肌の大敵。
［ビタミンC］［ビタミンE］［リコピン］の
強力な抗酸化トリオで、内側から日々ケアを。
うっかり日焼けをしがちな人にもおすすめのスープです。

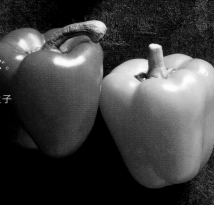

◉とりたい栄養素 & おすすめ食材

ビタミンC = VC

シミやくすみの原因となるメラニンの生成を抑制し、
色素沈着も改善。肌にハリを与える。

> キャベツ　豆苗　パクチー　パセリ　トマト
> ドライトマト　ゴーヤ　カリフラワー　パプリカ
> ピーマン　ブロッコリー　かぶの葉　レモン …など

ビタミンE = VE

抗酸化作用でメラニン色素の沈着を防ぐ。
血行を促進して肌の新陳代謝を促し、くすみを防ぐ。

> 豆苗　パクチー　パプリカ　かぼちゃ　かぶの葉
> ブロッコリー　ごま　オリーブ　さば　ツナ　明太子
> アーモンド　オリーブオイル　ごま油 …など

リコピン = リ

強力な抗酸化作用で、紫外線によって
発生する活性酸素を除去。
炎症を抑え、コラーゲンの減少を防ぐ。
日焼け後の肌の回復にも。

> トマト　ドライトマト　すいか …など

ツナとカリフラワーのレンチンスープ

ツナ＋トマト＋オリーブは美容効果の高い鉄板トリオ。
カリフラワーのビタミンＣで美白効果を底上げ。

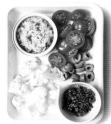
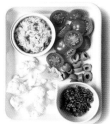

材料：1人分

ツナ VE （ノンオイル・汁ごと）
　　……1缶（70ｇ）
カリフラワー VC ……2房（50ｇ）
ミニトマト リ ……5個
オリーブ VE （塩水漬け）……6粒
パセリ VC ……少量
顆粒コンソメスープの素
　　……小さじ1と1/2
白ワイン……小さじ2
チューブにんにく……小さじ1/2
オリーブオイル VE ……少量
水……200㎖
クミンシード……少量

作り方：

① カリフラワーは食べやすい大
　きさに切り、ミニトマトは縦半
　分に切る。オリーブは縦半分
　に切り、パセリはみじん切りに
　する。

② 耐熱ボウルにクミンシード以
　外のすべての材料を入れて混
　ぜ合わせ、ふんわりとラップを
　し、電子レンジで5分間加熱
　する。器に盛り、クミンシード
　をふる。

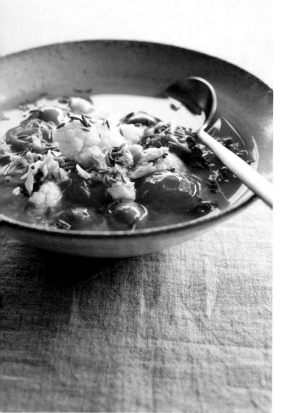

　　美白 ベジたん

ごぼうの香りが食欲をそそる、具だくさんスープ。
ビタミンEが豊富なアーモンドをたっぷり散らして。

材料：2人分

かぼちゃ (VE) ……1/8個（150g）
ごぼう ……2/3本（100g）
ドライトマト (リ) ……20g
ミックスビーンズ ……100g
アーモンド (VE)（無塩・素焼き）
　　　……20粒
A 顆粒コンソメスープの素
　　　……大さじ1
　　粉チーズ ……大さじ2
　　白ワイン ……小さじ2
　　チューブにんにく ……小さじ1
水 ……100mℓ
豆乳 ……300mℓ

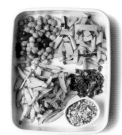

作り方：

① かぼちゃは3cm長さの細切り、
　ごぼうは縦半分に切って斜め
　薄切りにする。ドライトマト、
　アーモンドは粗く刻む。
② 鍋に水を入れて中火にかけ、
　沸騰したら、かぼちゃ、ごぼう、
　ドライトマト、ミックスビーン
　ズを加える。
③ 具材に火が通ったら、**A**と豆
　乳を加えてひと煮立ちさせる。
　器に盛り、アーモンドを散ら
　す。

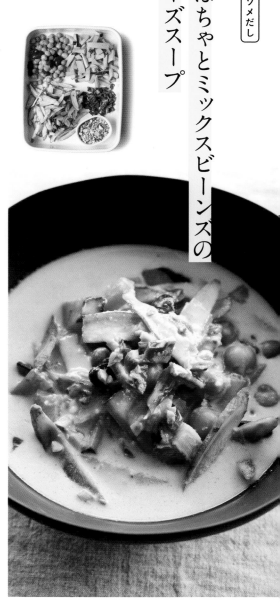

かぼちゃとミックスビーンズのチーズスープ

コンソメだし

10 min.

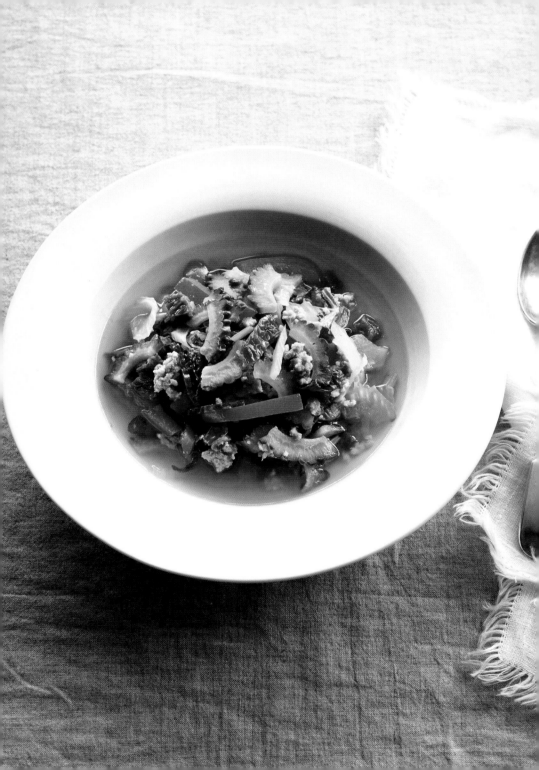

豚ひき肉とゴーヤのスープ

豚肉とゴーヤは夏のスタミナチャージにもぴったり。
ドライトマトとナンプラーでより滋味深いうま味に。

材料：2人分

豚ひき肉 ⋯⋯ 150g
ゴーヤ (VC) ⋯⋯ 2/3本（150g）
パプリカ (VC) (VE) ⋯⋯ 1/2個（80g）
セロリ ⋯⋯ 1本弱（80g）
ドライトマト (VC) (リ) ⋯⋯ 15g
パクチー (VC) (VE) ⋯⋯ 5本（10g）
A 鶏ガラスープの素 ⋯⋯ 大さじ1
　　ナンプラー ⋯⋯ 大さじ1
　　みりん ⋯⋯ 大さじ1
　　酒 ⋯⋯ 大さじ1
　　チューブにんにく ⋯⋯ 小さじ1
　　チューブしょうが ⋯⋯ 小さじ1
水 ⋯⋯ 400mℓ
ごま油 (VE) ⋯⋯ 小さじ2

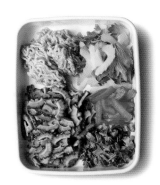

作り方：

① ゴーヤは縦に4等分にして薄切り、パプリカは3cm長さの細
　切り、セロリは斜め薄切りにする。ドライトマトは粗く刻み、パ
　クチーは粗みじんに切る。

② 鍋にごま油を中火で熱し、豚ひき肉、ゴーヤ、ドライトマト、
　セロリ、パプリカの順に炒める。

③ ひき肉に火が通ったら水を加え、沸騰したらあくを取る。**A**
　を加え、3分ほど煮込む。パクチーを加えて火を止める。

MEMO

・ゴーヤの苦み成分のモモデルシンは胃の調子を整え、食欲増進に効果あり
・パプリカのビタミンCは、加熱しても壊れにくい。ワタ、種にも栄養成分が豊富なので、一緒に
　食べても◎
・トマトは、ドライにすることで栄養価もうま味も生のトマトよりアップ

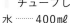 美白 ベジたん　　**35**

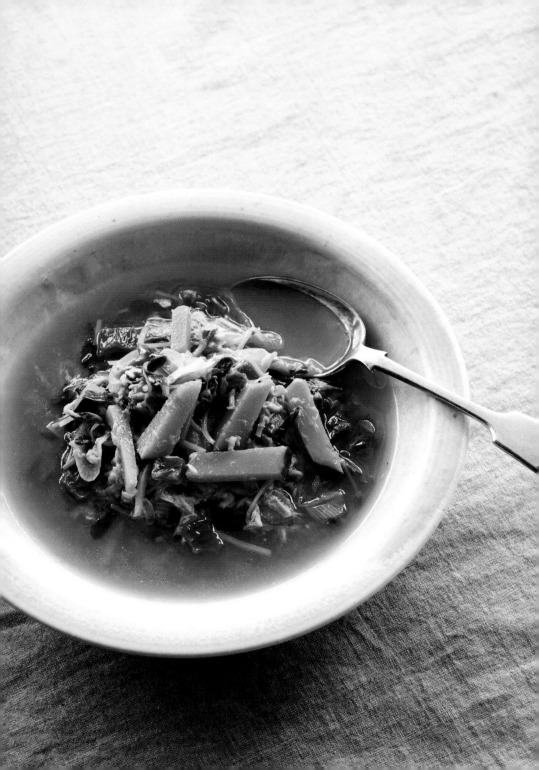

ツナとかぼちゃのスープ

かぼちゃたっぷりで腹持ちもよし。ツナのコクと
ドライトマトのうま味がスープをおいしくまとめます。

材料：2人分

ツナ VE（ノンオイル・汁ごと）
　　……2缶（140g）
かぼちゃ VE ……1/8個（150g）
長ねぎ …… 小1本（80g）
豆苗 VC VE ……1パック（100g）
ドライトマト VC り ……20g
A 顆粒コンソメスープの素
　　…… 大さじ1
　　バルサミコ酢 …… 大さじ1
　　白ワイン …… 小さじ2
　　塩 …… 少量
　　チューブにんにく…… 小さじ1
　　チューブしょうが …… 小さじ1
水 …… 400mℓ

作り方：

① かぼちゃは3cm長さの細切り、長ねぎは斜め薄切りにし、豆苗は3cm長さのざく切りにする。ドライトマトは粗く刻む。

② 鍋に水を入れて中火にかけ、沸騰したらツナと1を入れる。

③ 具材に火が通ったらAを加え、味を調える。

MEMO

・豆苗のβ-カロテン含有量はほうれん草以上。ビタミンCやEなど抗酸化ビタミンも豊富

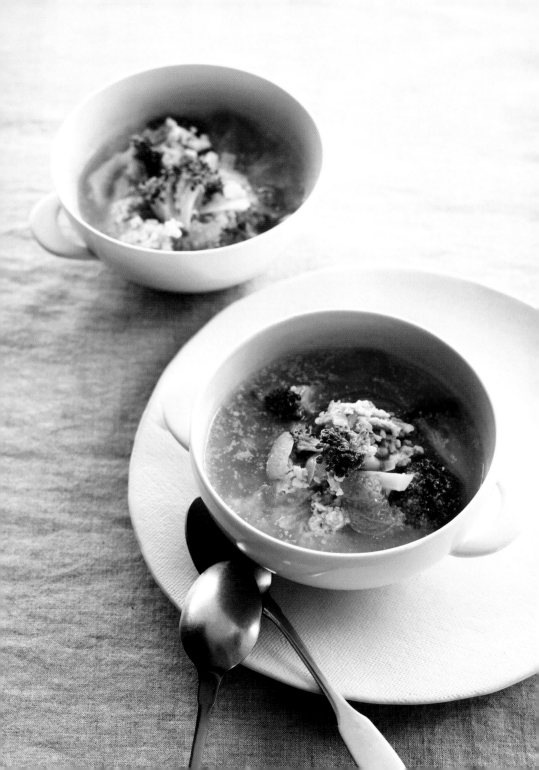

トマトやレモンの酸味がきいたコクうまスープ。たんぱく質も
ビタミンも豊富なブロッコリーは積極的にとりたい食材。

鶏ひき肉とブロッコリー、トマトのスープ

材料：2人分

鶏ひき肉 ……… 150g
ブロッコリー VC VE
　　……… 6〜7房（100g）
ミニトマト VC リ ……… 12個
玉ねぎ ……… 小1/2個（80g）
A 顆粒かつおだしの素 ……… 小さじ2
　　ナンプラー ……… 大さじ1
　　すりごま（白）……… 大さじ2
　　酒 ……… 大さじ1
　　チューブにんにく ……… 小さじ1
　　チューブしょうが ……… 小さじ1
レモン汁 VC ……… 1/3個分
水 ……… 400㎖
ごま油 VE ……… 小さじ2

作り方：

① ブロッコリーは食べやすい大きさに切る。ミニトマトは縦半分
　に切り、玉ねぎは3㎝長さの薄切りにする。

② 鍋にごま油を中火で熱し、鶏ひき肉と玉ねぎを炒める。ひき肉
　に火が通ったら水を加え、沸騰したらあくを取る。

③ ブロッコリー、ミニトマト、**A** を入れてひと煮立ちさせる。器
　に盛り、レモン汁をかける。

MEMO

・ブロッコリーのビタミンC含有量はレモン以上
・トマトに含まれるリコピンには、善玉コレステロールを増やす働きも

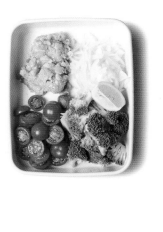

美白 ベジたん　　**39**

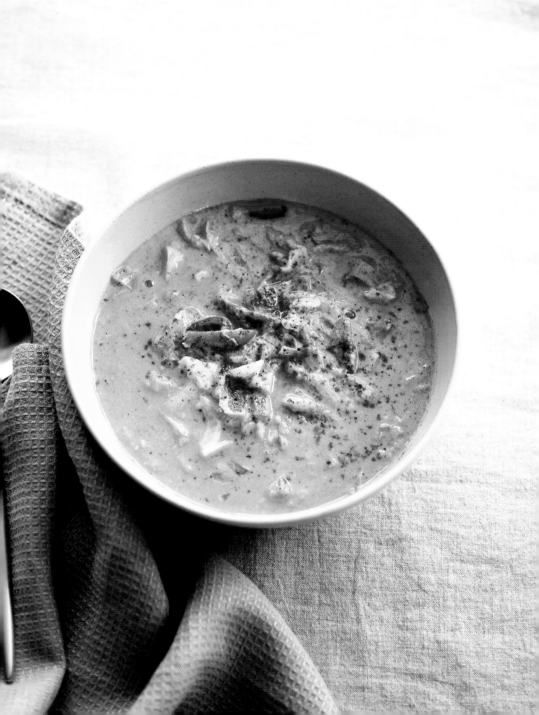

スパイシートマトチーズスープ

シャキシャキとした食感とクリームチーズのなめらかなコクで食べごたえあり。チリパウダーのピリ辛をきかせて。

材料：2人分

ツナ (VE)（ノンオイル・汁ごと）
　　…… 2缶（140g）
キャベツの葉 (VC) …… 2枚（100g）
ピーマン (VC) …… 3個（100g）
玉ねぎ …… 小1/2個（80g）
トマトジュース (リ)（無塩）…… 200mℓ
A 顆粒コンソメスープの素
　　　…… 大さじ1
　　チリパウダー …… 大さじ1
　　クリームチーズ …… 20g
　　白ワイン …… 大さじ1
　　塩 …… 少量
　　チューブにんにく …… 小さじ1
　　豆乳 …… 200mℓ
オリーブオイル (VE) …… 小さじ2
チリパウダー …… 適量

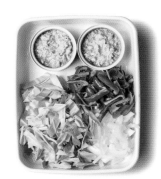

作り方：

① キャベツ、ピーマンは3cm長さの細切り、玉ねぎは3cm長さの薄切りにする。

② 鍋にオリーブオイルを中火で熱し、玉ねぎ、ピーマンの順に炒める。

③ トマトジュースを加え、煮立ったら、ツナとキャベツを加える。

④ キャベツに軽く火が通ったら**A**を加え、ひと煮立ちさせる。器に盛り、チリパウダーをふる。

MEMO

・キャベツの芯は、カルシウムやカリウムなどのミネラルを葉よりも多く含むので、薄切りにして一緒に煮込んでも

美白 ベジたん　**41**

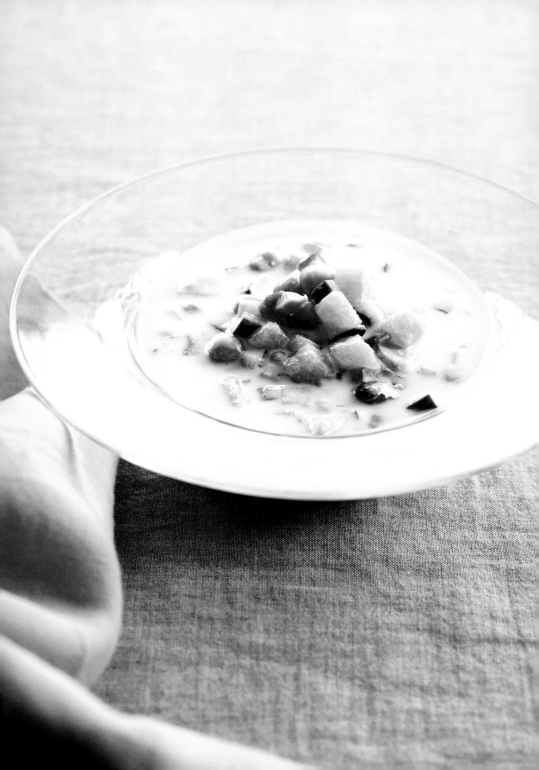

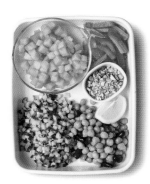

すいかに含まれるリコピンはトマト以上。ヨーグルトをベースに、具材を混ぜ合わせるだけ。冷やして食べたい。

材料： 2人分

すいか ⑦ ……1切れ（150g）
パプリカ VC VE ……1/2個（80g）
きゅうり ……1本（100g）
ミックスビーンズ ……100g
アーモンド VE（無塩・素焼き）……20粒
A ヨーグルト（プレーン）……200g
　レモン汁 VC ……1/4個分
　塩 ……ひとつまみ
　黒こしょう ……少量
　チューブにんにく ……小さじ1
　水 ……100㎖

作り方：

① すいかは1㎝角に切る。パプリカは3㎝長さの細切りにし、きゅうりは1㎝角に切る。

② ボウルに **1** とミックスビーンズ、**A** を入れ、すいかの半量をつぶすようにして混ぜ合わせる。器に盛り、アーモンドを刻んで散らす。

MEMO

・すいかにはリコピンをはじめ、β-カロテン、肌の保湿をサポートするシトルリンなど、美肌に欠かせない栄養素が豊富

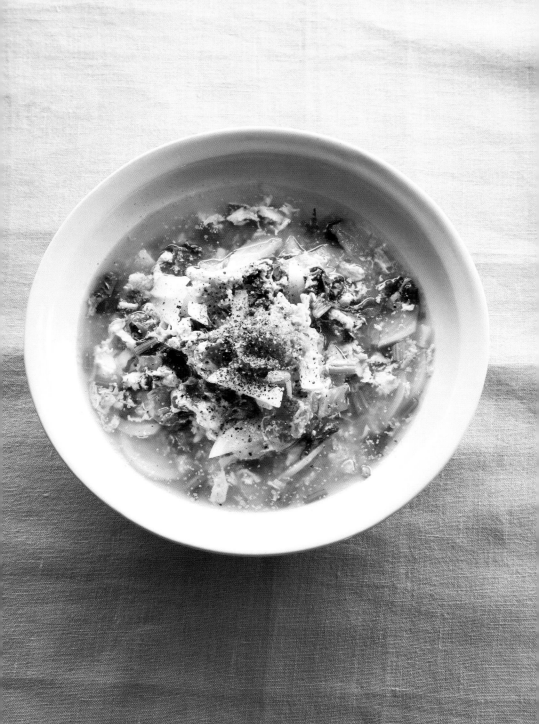

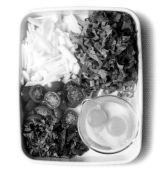
かぶの葉は、根よりも栄養素が豊富なのでざくざく入れて。
2種類のトマト使いでうま味が優しくふくらむ。

材料：2人分

かぶ ……… 2個（150g）
かぶの葉 (VC) (VE) ……… 80g
ミニトマト (VC) (リ) ……… 8個
ドライトマト (VC) (リ) ……… 20g
パクチー (VC) (VE) ……… 5本（10g）
卵 ……… 2個
A 鶏ガラスープの素 ……… 大さじ1
　　 オイスターソース ……… 小さじ2
　　 すりごま (VE) （白） ……… 大さじ2
　　 酒 ……… 大さじ1
　　 チューブにんにく ……… 小さじ2
　　 チューブしょうが ……… 小さじ2
水 ……… 400mℓ
ごま油 (VE) ……… 小さじ2
黒こしょう ……… 適量

作り方：

① かぶは3cm長さの細切り、かぶの葉とパクチーは粗みじんに
　切る。ミニトマトは縦半分に切り、ドライトマトは粗く刻む。

② 鍋にごま油を中火で熱し、かぶ、ミニトマト、ドライトマトをさっ
　と炒める。

③ 水を加え、煮立ったら、**A** を加えて味を調える。

④ 卵を溶いて回し入れ、かぶの葉とパクチーを加えて火を止め
　る。器に盛り、黒こしょうをふる。

MEMO

・かぶの葉には、ビタミンC・E、β-カロテンと、美容効果のある栄養素が根よりも豊富
・パクチーには、ビタミンB$_1$・B$_2$・C・E、β-カロテンが豊富。食べるほどきれいに

美白 ベジたん　　45

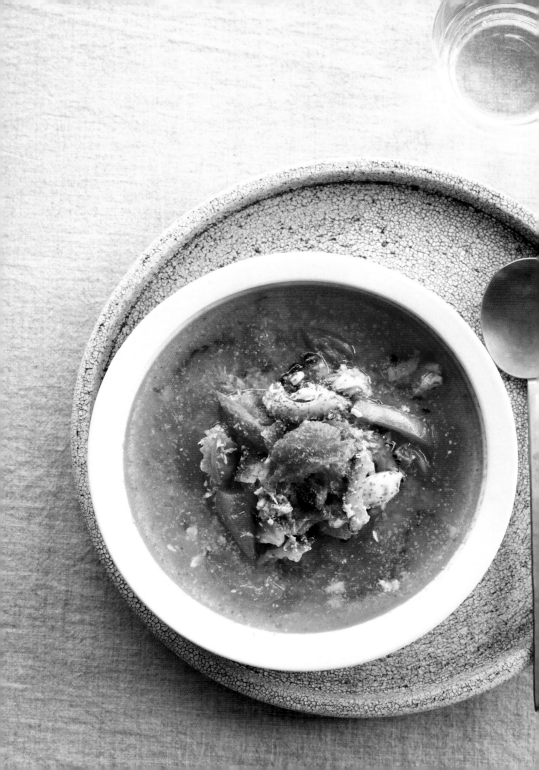

良質なたんぱく源であるさばは、水煮缶を使って時短。
豆板醤と一味唐辛子の辛さが血行を促進し、透明美肌に。

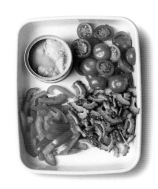
材料：2人分

さば水煮 VE ……1缶（160g）
パプリカ VC VE ……1個（160g）
ゴーヤ VC ……1/3本（80g）
ミニトマト VC リ ……10個
A 顆粒かつおだしの素 …… 小さじ2
　味噌 …… 大さじ1
　豆板醤 …… 大さじ1
　みりん …… 大さじ1
　すりごま VE （白）…… 大さじ2
　酒 …… 大さじ1
　チューブにんにく …… 小さじ2
　チューブしょうが …… 小さじ2
水 …… 400mℓ
ごま油 VE …… 小さじ2
一味唐辛子 …… 適量

作り方：

① パプリカは3cm長さの細切り、ゴーヤは縦に4等分にして薄切り、ミニトマトは縦半分に切る。

② 鍋にごま油を中火で熱し、さば水煮、**1**を入れ、さばを崩しながら炒める。

③ 水を加え、沸騰したらあくを取る。**A**を加え、煮えばなで火を止める。器に盛り、一味唐辛子をふる。

MEMO

・さばには、細胞を再生し、血液の循環をよくするビタミンB_2、健康に欠かせないEPAやDHAも多い

朝のトリプトファンで毎日ハッピー!

何か新しいことに挑戦するとき、「やってみよう!」とポジティブに考える人と、「私には無理かも」とネガティブに考える人がいます。この差はもともとの性格に加え、神経伝達物質であるセロトニンの分泌量が関係していることがわかっています。精神を安定させ、やる気にさせてくれるセロトニンは、「幸せホルモン」と呼ばれ、その9割が腸で分泌されます。便秘のときにイライラしがちなのは、セロトニンが分泌されにくくなっているから。ポジティブでハッピーな毎日のためには、食物繊維をとって腸内環境を整え、セロトニンの分泌量を増やすことが先決! そこで意識してとりたいのが、トリプトファンです。肉や大豆のたんぱく質に含まれる必須アミノ酸の一種で、朝にとると、日中はセロトニンの分泌を、夜はメラトニンの分泌をサポートして睡眠の質を上げてくれます。つまり、朝にトリプトファンをとることが、1日前向きでいられる秘訣! 僕は朝に、トリプトファンや食物繊維を多く含むバナナをスムージーにして飲んでいます。忙しい日が続いて疲れがとれず、気力もわかなくなっていた時期、朝にスーパーフードをたっぷり入れたバナナスムージーを飲み始めると、疲れにくくなりました。腹持ちもよく、お昼まで空腹感がないし、いつにも増してお通じがすごい! そしておいしい! バナナの糖質はトリプトファンの吸収率を高めてくれるので一石二鳥です。ちなみに、僕のスムージーはとっても濃厚。これをストローで力強く吸って、口角が下がらないように口輪筋を鍛えようと目論んでいます……。

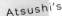

Atsushi's
バナナスムージー
（作りやすい分量）

バナナ（1本）、アーモンド、デーツ、クコの実（いずれも片手分）、チアシード（大さじ3）、マカパウダー（小さじ1）、ローカカオパウダー（大さじ3）、豆乳（400㎖）、氷（片手分）を、ミキサーで攪拌する。

毛穴レス
ベジたんスープ

意外と見られているその毛穴。
毛穴の目立たないふっくら肌になるには、
［ビタミンB₂］［ビタミンB₆］［ビタミンC］で
毛穴ケアを。ビタミンB₂ & B₆が
皮脂バランスを整えて毛穴づまりを予防し、
ビタミンCのコラーゲン生成 & 美白効果で、
毛穴の開きや黒ずみも改善。
すべすべのなめらか肌で、すっぴんに自信！

◉とりたい栄養素 & おすすめ食材

ビタミンB₂ = VB2

皮脂の代謝や細胞の再生を助け、
ターンオーバーをスムーズにし、ふっくらとした肌に。

豚肉　さば　海苔　わかめ　エリンギ
干ししいたけ　マッシュルーム　クコの実　キヌア
卵　チーズ　アーモンド　味噌　塩麹 …など

ビタミンB₆ = VB6

皮脂をコントロールして、毛穴づまりを予防。
ハリやつやのある肌に。

鶏肉　かつお　ツナ　海苔　にんにく
唐辛子　ごま　キヌア　塩麹　酒粕 …など

ビタミンC = VC

過剰な皮脂分泌を調整。コラーゲンの生成を
サポートし、毛穴の目立たない肌に。

豆苗　パセリ　ゴーヤ　パプリカ　ピーマン　カリフラワー
ブロッコリー　かぶの葉　レモン　クコの実 …など

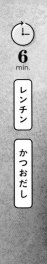

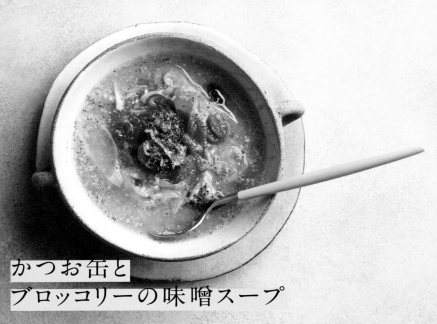

かつお缶と
ブロッコリーの味噌スープ

味噌汁感覚のほっこり優しい味。
不飽和脂肪酸のEPA、DHAが多いかつおは美人食材!

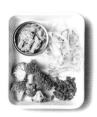

材料:1人分

かつお缶 (VB6)（ライトオイル・汁ごと）……1缶（70g）

ブロッコリー (VC)……3房（40g）

長ねぎ……1/2本（40g）

クコの実 (VB2) (VC)……小さじ2

顆粒かつおだしの素……小さじ1

味噌 (VB2)……小さじ2

すりごま (VB6)（白）……大さじ1

酒……小さじ2

鷹の爪 (VB6)……1/2本

チューブにんにく (VB6)……小さじ1/2

チューブしょうが……小さじ1/2

水……200ml

一味唐辛子 (VB6)……適量

作り方:

① ブロッコリーは食べやすい大きさに切り、長ねぎは斜め薄切りにする。鷹の爪は小口切りにする。

② 耐熱ボウルに一味唐辛子以外のすべての材料を入れて軽く混ぜ合わせ、ふんわりとラップをし、電子レンジで5分間加熱する。器に盛り、一味唐辛子をふる。

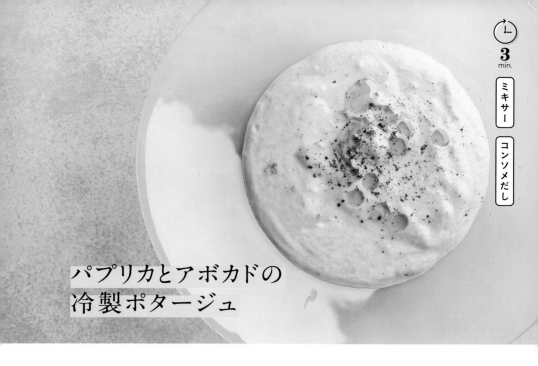

パプリカとアボカドの冷製ポタージュ

アボカドとカマンベールの濃厚なコクで至福のおいしさ。
グラスに注げば、洗練されたアミューズにも。

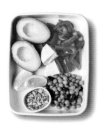

材料：2人分

パプリカ VC ……1個（160g）
アボカド ……1個（150g）
アーモンド VB2 （無塩・素焼き）
　……20粒
ミックスビーンズ ……100g
レモン汁 VC ……1/2個分
顆粒コンソメスープの素
　……大さじ1

カマンベールチーズ VB2
　……30g
すりごま VB6 （白）……大さじ1
チューブにんにく VB6
　……小さじ2
豆乳 ……400ml
トッピングのオリーブオイル、
　黒こしょう ……好みで

作り方：

① パプリカは適当な大きさに切る。アボカドは半分に切り、アーモンドは刻む。

② ミキサーにトッピング以外のすべての材料を入れ、なめらかになるまで撹拌する。器に盛り、好みでオリーブオイルを回し入れ、黒こしょうをふる。

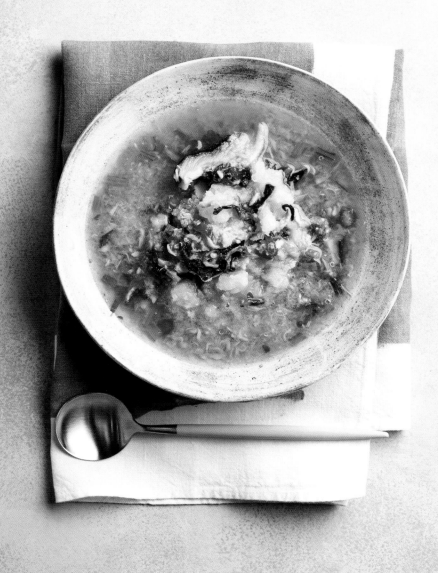

かつおだし

ツナとかぶのみぞれ黒酢スープ

かぶおろしのあっさりとした味は、食欲がないときにも。
キヌアを入れれば、栄養価も一気にアップ。

材料：2人分

ツナ VB6（ノンオイル・汁ごと）
　……2缶（140g）
かぶ……2個（150g）
かぶの葉 VC……80g
干ししいたけ VB2（スライス）……15g
キヌア VB2 VB6……大さじ1
A 顆粒かつおだしの素……小さじ2
　オイスターソース……大さじ1
　黒酢……大さじ2
　酒……大さじ1
　鷹の爪 VB6……2本（小口切り）
　チューブにんにく VB6……小さじ1
　チューブしょうが……小さじ1
水……400㎖

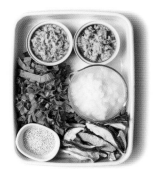

作り方：

① かぶはすりおろす。葉は粗みじんに切る。

② 鍋に水、干ししいたけ、キヌアを入れて中火にかける。煮立ったら、ツナと**A**を加え、ひと煮立ちさせる。

③ **1**を加えて火を止める。

MEMO

・キヌアは必須アミノ酸すべてを含み、食物繊維や鉄のほか、エストロゲンも豊富。
　水で戻さずに、一緒に煮込むだけでOK

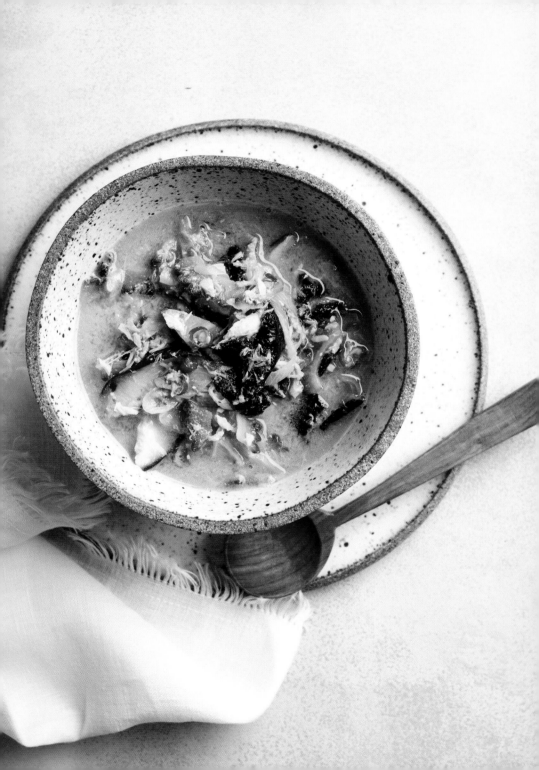

さば缶と酒粕のスープ

酒粕の効果で、体の芯まで温まるスープ。
コクとうま味が広がり、ほっとするおいしさ。

材料：2人分

さば水煮缶 (VB2) ……… 1缶（160g）
ゴーヤ (VC) ……… 1/2本（100g）
長ねぎ ……… 1本（80g）
干ししいたけ (VB2)（スライス）……… 15g
焼き海苔 (VB2)(VB6) ……… 1枚
鷹の爪 (VB6) ……… 2本
A 顆粒かつおだしの素 ……… 小さじ2
　　酒粕 (VB6) ……… 大さじ1
　　味噌 ……… 大さじ1
　　みりん ……… 大さじ1
　　酒 ……… 大さじ1
　　チューブにんにく (VB6) ……… 小さじ2
　　チューブしょうが ……… 小さじ2
水 ……… 400㎖
ごま油 ……… 小さじ2

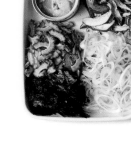

作り方：

① ゴーヤは縦に4等分して薄切り、長ねぎは斜め薄切りにする。

② 焼き海苔は手でちぎり、鷹の爪は小口切りにする。

③ 鍋にごま油を中火で熱し、さば水煮、**1**を炒める。

④ 水、干ししいたけを加え、沸騰したらあくを取る。**2**と**A**を加え、煮えばなで火を止める。

MEMO

・酒粕は、ビタミンB群や食物繊維を含む。また、日本酒のうま味成分であるα-EGも
　コラーゲンの生成をサポートし、キメの細かいふっくら肌に

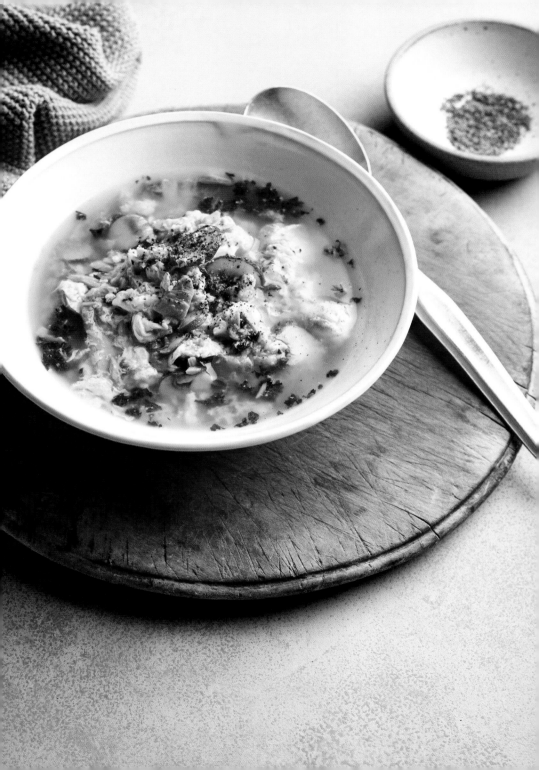

かつお缶とカリフラワーの卵スープ

完全栄養食の卵で優しい味にまとめた慈養スープ。
コンソメだしに塩麹を合わせれば、まろやかなうま味に。

材料：2人分

かつお缶 VB6 （ライトオイル・汁ごと）
　……2缶（140g）
カリフラワー VC ……4房（100g）
マッシュルーム VB2 ……10個（100g）
パセリ VC ……2本（10g）
卵 VB2 ……2個
A 顆粒コンソメスープの素 …… 大さじ1
　塩麹 VB2 VB6 …… 大さじ1
　白ワイン …… 大さじ1
　チューブにんにく VB6 …… 小さじ2
　チューブしょうが …… 小さじ2
水 …… 400mℓ
黒こしょう …… 適量

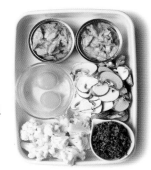

作り方：

① カリフラワーは食べやすい大きさに切る。マッシュルームは薄切り、パセリはみじん切りにする。

② 鍋に水を入れて中火にかけ、沸騰したら、かつお缶、カリフラワー、マッシュルーム、**A**を加える。

③ ひと煮立ちさせたら、卵を溶いて回し入れる。器に盛り、パセリをちらし、黒こしょうをふる。

MEMO

・発酵食品の塩麹に含まれる酵素は100種類以上。
　ビタミンB群をはじめ、リラックス効果のある天然アミノ酸のGABAも含む

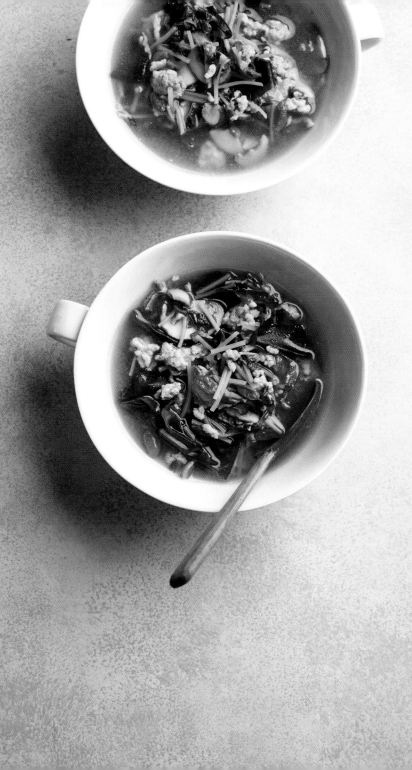

鶏ひき肉とわかめは、低カロリーなのに栄養たっぷり。
遅く帰った日にも、罪悪感なしで食べられます。

鶏ひき肉とわかめのスープ

材料：2人分

鶏ひき肉 (VB6) ┄┄ 150g
豆苗 (VC) ┄┄ 1パック（100g）
マッシュルーム (VB2) ┄┄ 10個（100g）
わかめ (VB2)（乾燥）┄┄ 4g
クコの実 (VB2)(VC) ┄┄ 大さじ1
レモン汁 (VC) ┄┄ 1/2個分
A 鶏ガラスープの素 ┄┄ 大さじ1
オイスターソース ┄┄ 大さじ1
酒 ┄┄ 大さじ1
チューブにんにく (VB6) ┄┄ 小さじ2
チューブしょうが ┄┄ 小さじ2
水 ┄┄ 400ml
ごま油 ┄┄ 小さじ2

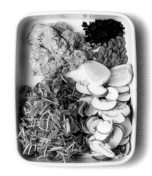

作り方：

① 豆苗は3cm長さにざく切りにする。マッシュルームは薄切りにする。

② 鍋にごま油を中火で熱し、鶏ひき肉、マッシュルームを炒める。

③ 水を加え、沸騰したらあくを取る。豆苗、わかめ、クコの実、**A**を加える。

④ ひと煮立ちさせたら、レモン汁を加える。

MEMO

・乾燥わかめの約40％は食物繊維！

毛穴レス ベジたん   59

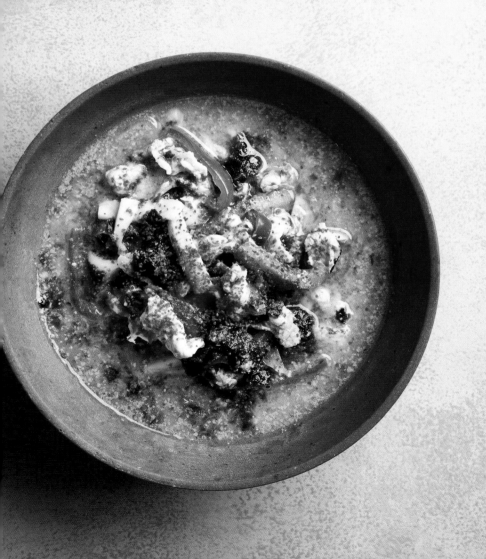

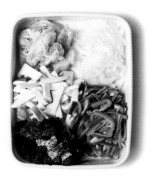
豚肉と海苔の酒粕豆乳スープ

発酵食品の塩麹と酒粕で、腸内環境を整えて。
酒粕豆乳のまろやかさと一味の辛さのループにやみつき。

材料：2人分

豚赤身肉 (VB2) ······ 150g
ピーマン (VC) ······ 3個（100g）
エリンギ (VB2) ······ 2～3本（100g）
玉ねぎ ······ 小1個（80g）
焼き海苔 (VB2) (VB6) ······ 1枚
A 顆粒昆布だしの素 ······ 小さじ2
　　酒粕 (VB6) ······ 大さじ1
　　塩麹 (VB6) ······ 大さじ1
　　酢 ······ 大さじ2
　　すりごま (VB6)（白）······ 大さじ2
　　酒 ······ 大さじ1
　　塩 ······ 少量
　　チューブにんにく (VB6) ······ 小さじ2
　　チューブしょうが ······ 小さじ2
豆乳 ······ 300mℓ
水 ······ 100mℓ
ごま油 ······ 小さじ2
一味唐辛子 (VB6) ······ 適量

作り方：

① 豚肉は食べやすい大きさに切る。ピーマン、エリンギは3cm長さの細切り、玉ねぎは3cm長さの薄切りにする。焼き海苔は手でちぎる。

② 鍋にごま油を中火で熱し、豚肉、ピーマン、玉ねぎを炒める。

③ 水を加え、沸騰したらあくを取る。エリンギ、焼き海苔、**A**、豆乳を加え、煮えばなで火を止める。器に盛り、一味唐辛子をふる。

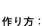
MEMO

・豚肉に含まれるビタミンB₁は"疲労回復ビタミン"。含有量は食物の中でもダントツ

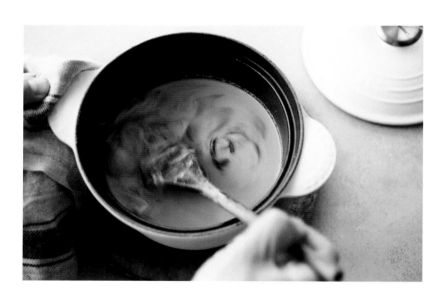

むくみ解消

ベジたんスープ

見た目の印象を左右する、にっくき顔のむくみ。
水分をとりすぎると、体内の水分量が増えてむくむ。
塩分をとりすぎると、体内の塩分濃度のバランスが崩れ、
体が水分を取り込もうとして、むくむ……。
余分な塩分を排出する［カリウム］［クエン酸］や、
デトックス効果のある［サポニン］を含む食材を使って、
すっきり小顔を手に入れて。

●とりたい栄養素 & おすすめ食材

カリウム = カ

塩分のとりすぎによる体内の過剰なナトリウムを
排出して、むくみを解消。

小松菜　パセリ　セロリ　にら　にんにく
トマト　ズッキーニ　カリフラワー　いんげん
枝豆　大豆　ごぼう　れんこん　たけのこ
えのきだけ　エリンギ　しいたけ　しめじ
まいたけ　マッシュルーム　里芋　アボカド
鶏肉　海苔　納豆　豆腐 …など

クエン酸 = ク

利尿作用があり、肝臓で脂肪の代謝を高め、
体内の老廃物を分解・排出。血行も促進。

梅干し　酢 …など

サポニン = サ

高い利尿効果で、余分な水分を排出し、
体内の水分量を調整。

大豆　枝豆　ごぼう　納豆
厚揚げ　油揚げ　豆乳 …など

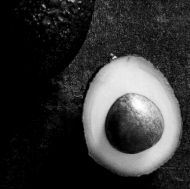

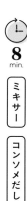

きのことアボカドのポタージュ

腸の調子を整えるきのこをはじめ、むくみを解消するカリウムたっぷりの組み合わせ。豆乳仕立てでヘルシー。

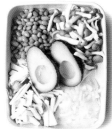

材料：2人分

しめじ ㋔ ……1パック（100g）
エリンギ ㋔ ……2〜3本（100g）
アボカド ㋔ ……1個（150g）
むき枝豆 ㋔㋚（冷凍でも可）
　　……100g
玉ねぎ ……小1/2個（80g）
A 顆粒コンソメスープの素
　　……大さじ1
　チリパウダー ……小さじ2
　粉チーズ ……大さじ2
　塩 ……少量
　チューブにんにく ㋔ ……小さじ2
　豆乳 ㋚ ……300㎖
　水 ……100㎖
オリーブオイル、チリパウダー
　　……好みで

作り方：

① しめじはほぐす。エリンギ、アボカド、玉ねぎは適当な大きさに切る。

② 耐熱ボウルに**1**と枝豆を入れ、ふんわりとラップをし、電子レンジで5分間加熱する。

③ **2**と**A**をミキサーに入れ、なめらかになるまで攪拌する。器に盛り、好みでオリーブオイルをかけ、チリパウダーをふる。

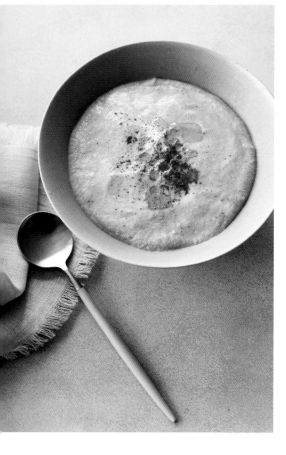

白い食材に、にらの緑をきかせて。
にらもβ-カロテンなど美肌効果のある栄養素が豊富。

材料：1人分

豆腐 ⓚ ……1/3丁（100g）
カリフラワー ⓚ ……2房（50g）
えのきだけ ⓚ ……1/2袋（40g）
にら ⓚ ……1/5束（20g）
顆粒コンソメスープの素
　　　……小さじ1
塩麹……小さじ2
酢 ⓥ ……大さじ1
すりごま（白）……大さじ1
酒……小さじ2
チューブにんにく ⓚ ……小さじ1/2
チューブしょうが……小さじ1/2
水……200mℓ

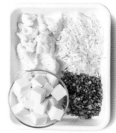

作り方：

①　豆腐とカリフラワーは食べや
　　すい大きさに切る。えのきだ
　　けは1㎝長さに切る。にらは
　　粗みじんに切る。
②　耐熱ボウルに、にら以外のす
　　べての材料を入れて混ぜ合わ
　　せ、ふんわりとラップをし、電
　　子レンジで5分間加熱する。
③　器に盛り、にらをちらす。

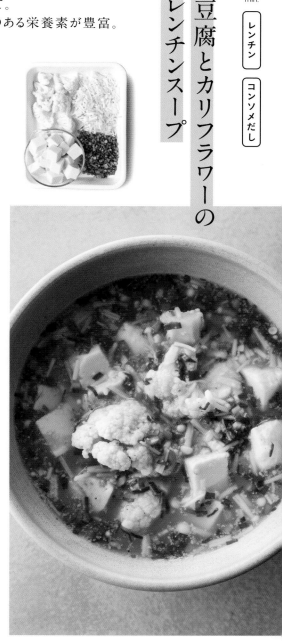

むくみ解消 ベジたん　　**65**

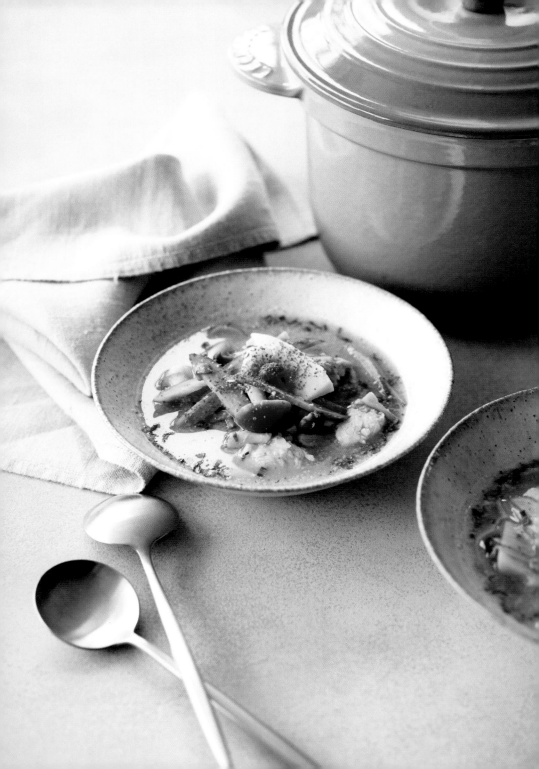

ささみとたけのこの味噌スープ

ごぼうとたけのこ、食物繊維豊富な食材でおいしくデトックス。
たけのこは、水煮を使えば簡単・時短に。

材料：2人分

鶏ささみ㋕ …… 3本（150g）
たけのこ水煮㋕ …… 80g
ごぼう㋕㋚ …… 1/2本（80g）
しめじ㋕ …… 1/2パック（50g）
にら㋕ …… 少量
A 顆粒かつおだしの素 …… 小さじ2
味噌 …… 大さじ2
酒 …… 大さじ1
チューブにんにく㋕ …… 小さじ1
チューブしょうが …… 小さじ1
水 …… 400㎖
ごま油 …… 小さじ2
一味唐辛子 …… 好みで

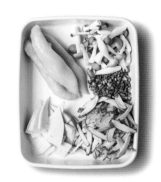

作り方：

① 鶏ささみは筋を取って食べやすい大きさに切る。たけのこは
縦に薄切り、ごぼうは縦半分に切って斜め薄切りにする。し
めじはほぐし、にらは粗みじんに切る。

② 鍋にごま油を中火で熱し、ごぼう、ささみの順で炒める。

③ 水を加え、沸騰したらあくを取る。たけのこ、しめじ、**A** を加
え、煮えばなで火を止める。器に盛り、にらをちらす。好みで
一味唐辛子をふる。

╭─╮
MEMO
╰─╯
・たけのこのうま味の素・アミノ酸の量は、野菜の中でもトップクラス。食物繊維も豊富

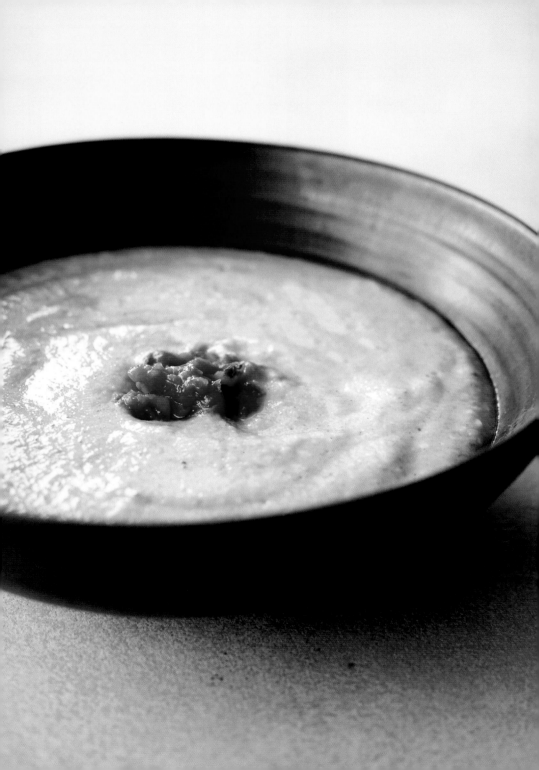

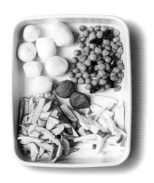
根菜の香ばしさと梅干しの酸味がクリーミーに溶け合う
上品ポタージュ。こっくりとした味がクセになりそう！

里芋とごぼうの梅ポタージュ

材料：2人分

里芋水煮 ㋙ ……150g
ごぼう ㋙㋚ ……2/3本（100g）
エリンギ ㋙ ……1〜2本（50g）
ミックスビーンズ ……100g
梅干し ㋡ ……2個
A 鶏ガラスープの素 …… 大さじ1
　　塩 …… 少量
　　チューブにんにく ㋙ …… 小さじ1
豆乳 ㋚ ……300㎖
水 ……100㎖
トッピング用の梅干し …… 好みで

作り方：

① ごぼう、エリンギは適当な大きさに切る。

② 耐熱ボウルに、里芋水煮、**1**、ミックスビーンズを入れ、ふんわりとラップをし、電子レンジで5分間加熱する。

③ **2**をミキサーに移し、梅干し、豆乳、水を加え、なめらかになるまで攪拌する。

④ **3**を鍋に移し、弱火〜中火で沸騰しない程度に温め、**A**を加えて味を調える。器に盛り、好みで梅干しをたたいてのせる。

MEMO

・里芋は、いも類の中でも低カロリー。独特のぬめり成分は胃腸の働きをサポート

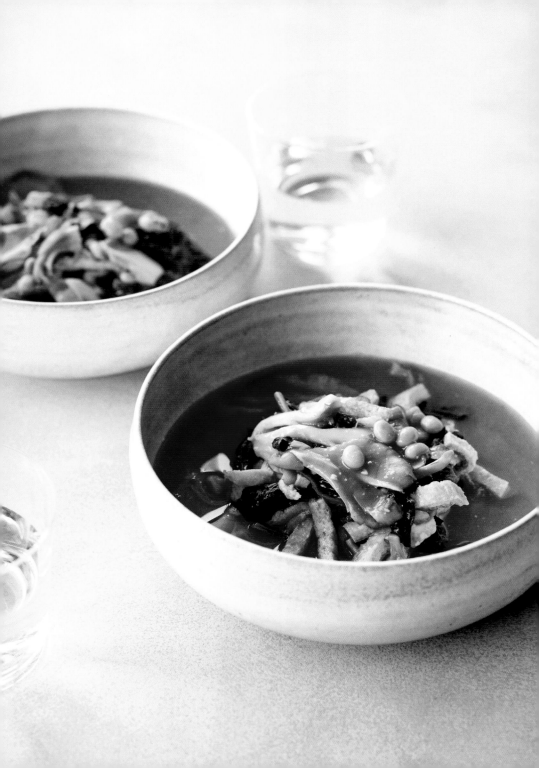

具は炒めず、水からさっと煮込むだけ。
たっぷりの納豆、油揚げとうま辛味でスタミナチャージ！

材料：2人分

納豆 ⓐⓢ …… 2パック
小松菜 ⓐ …… 1/3束（100g）
まいたけ ⓐ …… 1パック（100g）
油揚げ ⓢ …… 2枚（60g）
A 顆粒かつおだしの素 …… 小さじ2
　味噌 …… 大さじ1
　豆板醤 …… 大さじ1
　酒 …… 大さじ1
　チューブにんにく ⓐ …… 小さじ2
　チューブしょうが …… 小さじ2
水 …… 400㎖

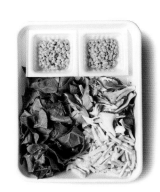

作り方：

① 小松菜、まいたけは食べやすい大きさに切る。油揚げは横半分に切って細切りにする。

② 鍋に水を入れて中火にかける。沸騰したら**1**を加える。

③ 具材に火が通ったら、納豆と**A**を加え、煮えばなで火を止める。

MEMO

・小松菜は、ビタミンC、カルシウム、鉄、β-カロテン、食物繊維が豊富な美肌食材

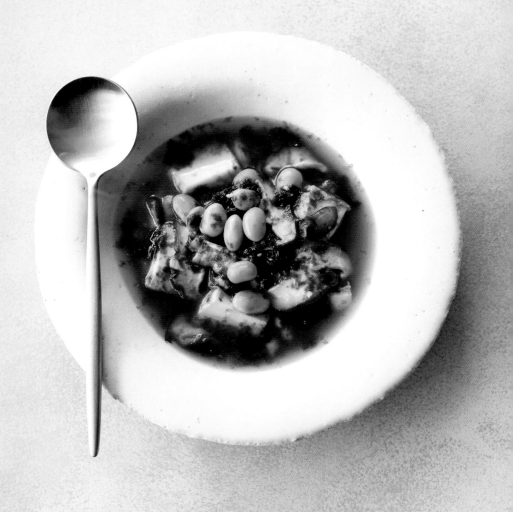

厚揚げとしいたけ、枝豆の黒酢スープ

ミネラル豊富な海苔からほのかな磯の香り。
黒酢のまろやかな酸味がおいしい。

材料：2人分

厚揚げ ㋚ ……1枚（150g）
しいたけ ㋕ ……8〜10個（100g）
むき枝豆 ㋕ ㋚（冷凍でも可）……100g
焼き海苔 ㋕ ……2枚
A 顆粒かつおだしの素 …… 小さじ2
黒酢 ㋗ …… 大さじ2
ナンプラー …… 大さじ1
酒 …… 大さじ1
チューブにんにく ㋕ …… 小さじ1
チューブしょうが …… 小さじ1
水 …… 400㎖

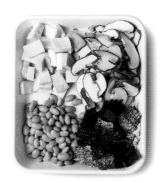

作り方：

① 厚揚げは5㎜厚さに切り、しいたけは薄切りにする。

② 鍋に水を入れて中火にかける。沸騰したら、**1**と枝豆を入れる。

③ 具材に火が通ったら、**A**と焼き海苔をちぎって加え、ひと煮立ちさせる。

~~~ MEMO ~~~

・黒酢は必須アミノ酸9種類を含み、クエン酸とアミノ酸が脂肪燃焼効果を高め、
　代謝を上げる。また、肌の水分を保つ効果も

（むくみ解消 ベジたん） 73

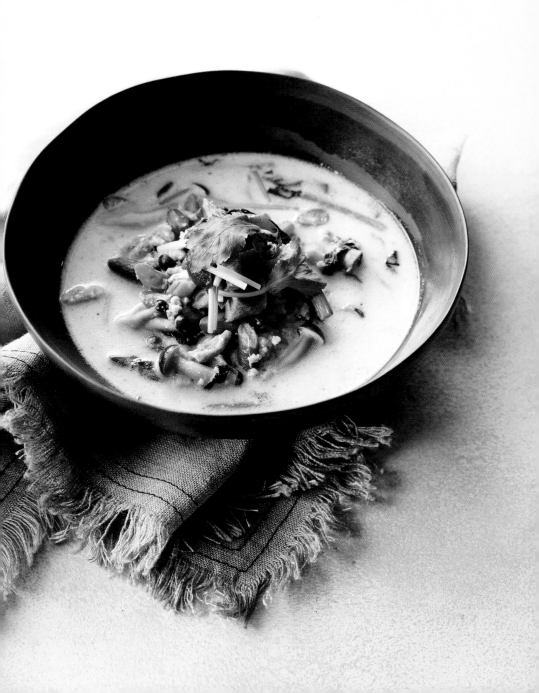

おなかもほっとする、なめらかスープ。
仕上げの三つ葉でビタミンCをプラスすれば、美肌効果も。

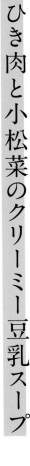

豚ひき肉と小松菜のクリーミー豆乳スープ

材料：2人分

豚ひき肉 …… 150g
小松菜 ㋛ …… 1/3束（100g）
いんげん ㋛ …… 10本（80g）
しめじ ㋛ …… 1パック（100g）
三つ葉 …… 少量
A 鶏ガラスープの素 …… 大さじ1
　塩麹 …… 大さじ1
　すりごま（白）…… 大さじ2
　酒 …… 大さじ1
　塩 …… 少量
　チューブにんにく ㋛ …… 小さじ2
　チューブしょうが …… 小さじ2
水 …… 100mℓ
豆乳 ㋛ …… 300mℓ
ごま油 …… 小さじ2

作り方：

① 小松菜は食べやすい大きさにざく切りにする。いんげんは1cm
　長さに切り、しめじはほぐす。三つ葉は2cm長さに切る。

② 鍋にごま油を中火で熱し、豚ひき肉を炒める。

③ 水を加え、煮立ったらあくを取る。小松菜、いんげん、しめじ、
　豆乳、**A**を加え、ひと煮立ちさせる。器に盛り、三つ葉をの
　せる。

MEMO

・いんげんは煮崩れしにくいので、スープにも使いやすい

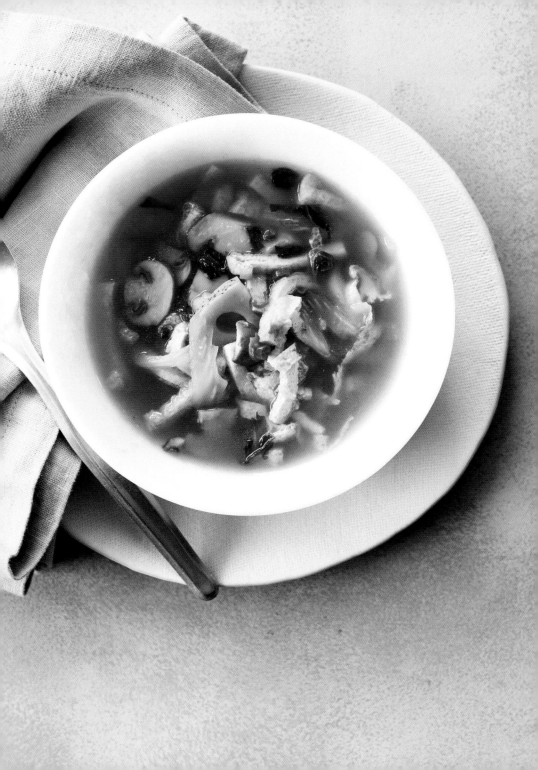

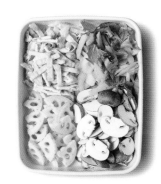
和風と思いきや、ふわりと広がるセロリの香味でクセになる味。
れんこんの食感で、満足度も大!

油揚げとれんこんのスープ

材料：2人分

油揚げ ㋚ ……… 2枚（60g）
れんこん ㋕ ……… 1/2節（100g）
マッシュルーム ㋕ ……… 10個（100g）
セロリ ㋕ ……… 1本弱（80g）
鷹の爪 ……… 1本
A 鶏ガラスープの素 ……… 大さじ1
　　オイスターソース ……… 大さじ1
　　酢 ……… 大さじ2
　　酒 ……… 大さじ1
　　チューブにんにく ㋕ ……… 小さじ2
　　チューブしょうが ……… 小さじ2
水 ……… 400㎖
ごま油 ……… 小さじ2

作り方：

① 油揚げは横半分に切って細切りに、れんこん、マッシュルームは薄切りにする。セロリは斜め薄切りにし、鷹の爪は小口切りにする。

② 鍋にごま油を中火で熱し、**1**を炒める。

③ 水を加え、煮立ったら**A**を入れ、ひと煮立ちさせる。

MEMO

・れんこんには美肌に欠かせないビタミンCも豊富。
　でんぷん質で守られているため、加熱しても壊れにくい

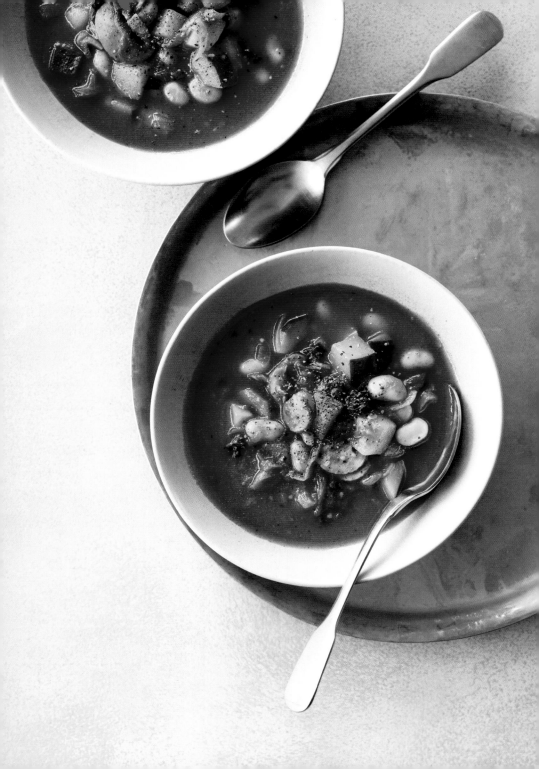

さっぱりズッキーニをトマトジュースで仕立てた夏スープ。
爽やかな酸味に隠し味のチーズがきいています。

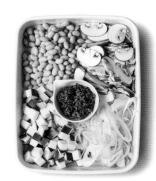

材料：2人分

大豆水煮 ⓐⓢ ……150g
ズッキーニ ⓐ ……1/2本（100g）
マッシュルーム ⓐ ……10個（100g）
長ねぎ ……1本（80g）
パセリ ⓐ …… 少量
A 顆粒コンソメスープの素
　　　…… 大さじ1
　チリパウダー …… 大さじ1
　粉チーズ …… 大さじ2
　白ワイン …… 大さじ1
　チューブにんにく ⓐ …… 小さじ2
水 ……100mℓ
トマトジュース ⓐ ……300mℓ
オリーブオイル …… 小さじ2
黒こしょう …… 少量

作り方：

① ズッキーニは1cm角に切る。マッシュルームは薄切り、長ねぎ
　は斜め薄切り、パセリはみじん切りにする。

② 鍋にオリーブオイルを中火で熱し、ズッキーニ、マッシュルー
　ム、長ねぎを炒める。

③ 水を加え、沸騰したら、大豆水煮、**A**、トマトジュースを加え、
　ひと煮立ちさせる。器に盛り、パセリをちらし、黒こしょうをふ
　る。

MEMO

・ズッキーニは抗酸化成分のβ-カロテンも豊富

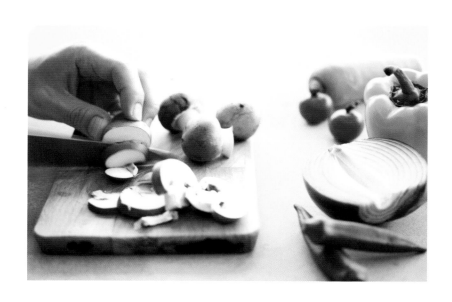

美髪
ベジたんスープ

髪にいい食材と聞いて思い浮かぶのが、海藻類。
でも、毛髪の主成分となるのはケラチンという
たんぱく質。つややかで美しい髪のためには、
良質な［たんぱく質］をとることが大事です。
そして、実はミネラルも重要。
Atsushi's ベジたんスープでは、不足しがちな
［亜鉛］［ヨウ素］を意識してとれるレシピにしました。

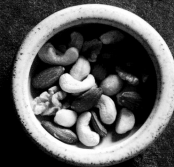

●とりたい栄養素 & おすすめ食材

たんぱく質 = た

健康な髪を育む源。不足すると髪が細くなったり、
薄毛や抜け毛の原因に。

| 肉類　魚介類　豆類　卵　チーズ　大豆加工品 …など

亜鉛 = 亜

新陳代謝を活発にし、髪の主成分となる
ケラチンの合成をサポート。抜け毛予防にも。

| ごま　牛肉　牡蠣　たらこ　卵　チーズ
| アーモンド　カシューナッツ　カレー粉 …など

ヨウ素 = ヨ

基礎代謝を促し、健やかな髪の成長をサポート。
髪のつやをよくする働きも。

| 昆布　わかめ　海苔 …など

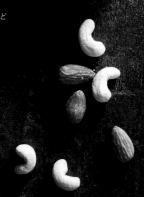

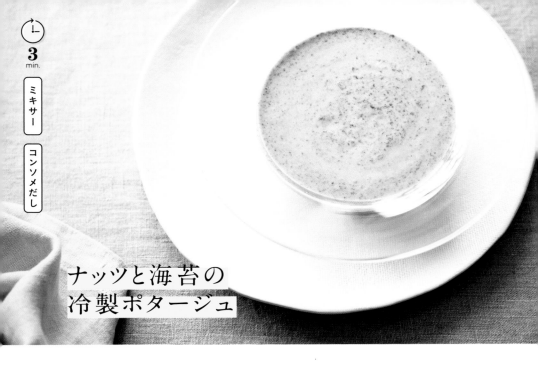

ナッツと海苔の冷製ポタージュ

ナッツと海苔が香る、新感覚の濃厚ポタージュ。
ディップみたいなこっくりとした味わいにハマります。

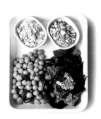

材料：2人分

カシューナッツ ⓗ（無塩・素焼き）
　　　　…… 20粒
アーモンド ⓗ（無塩・素焼き）
　　　　…… 20粒
ミックスビーンズ ⓣ …… 100g
焼き海苔 ⓙ …… 1枚

顆粒コンソメスープの素
　　　　…… 大さじ1
粉チーズ ⓣ ⓗ …… 大さじ2
すりごま ⓗ（白）…… 大さじ2
チューブにんにく …… 小さじ2
豆乳 …… 400㎖

作り方：
すべての食材をミキサーに入れ、なめらかになるまで攪拌する。

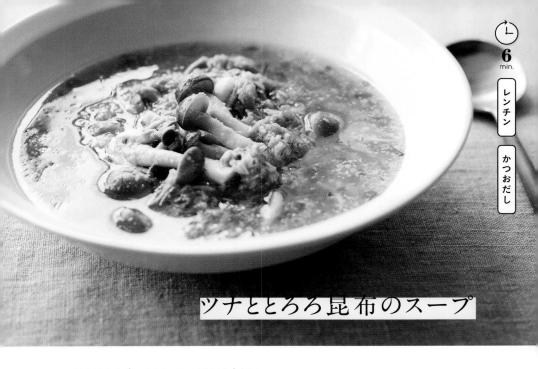

ツナととろろ昆布のスープ

さらさらと食べられて、胃にも優しい。
とろろ昆布には、脂肪をつきにくくする効果も。

材料：1人分

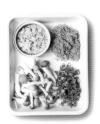

ツナ⒠（ノンオイル）
　　……1缶（70g）
とろろ昆布⒥……3g
しめじ……1/2パック（40g）
青ねぎ……1〜2本（10g）
顆粒かつおだしの素
　　……小さじ1

オイスターソース……小さじ2
酢……小さじ2
すりごま⒢（白）……大さじ1
酒……小さじ2
チューブしょうが……小さじ1/2
チューブにんにく……小さじ1/2
水……200mℓ

作り方：

① とろろ昆布はちぎり、しめじはほぐす。青ねぎは小口切りにする。

② 耐熱ボウルに青ねぎ以外のすべての材料を入れて軽く混ぜ合わせ、ふんわりとラップをし、電子レンジで5分間加熱する。

③ 器に盛り、青ねぎをちらす。

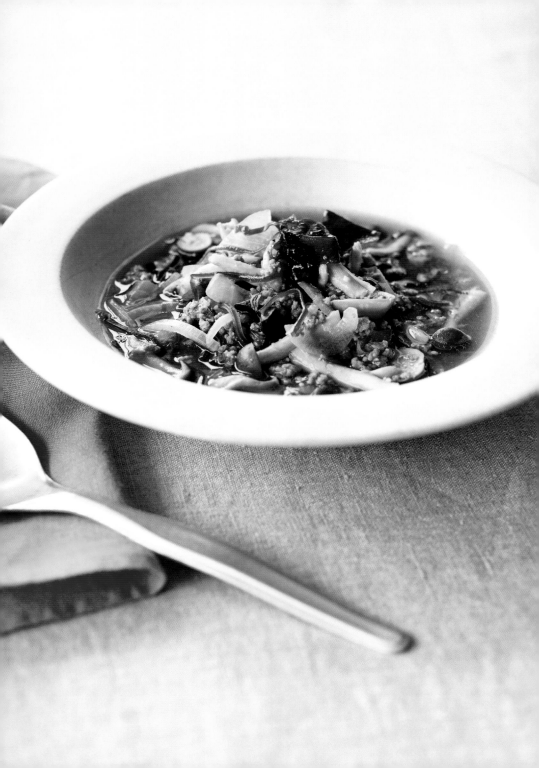

牛ひき肉と海藻のスープ

牛肉のしっかりとしたうま味で、スープに深いコクが。
調味料代わりにもなる塩昆布がいい仕事しています。

材料：2人分

牛ひき肉 ㊪ ㊞ …… 150g
玉ねぎ …… 小1/2個（80g）
しめじ …… 1パック（100g）
塩昆布 ㊂ …… 6g
わかめ ㊂（乾燥）…… 3g
A 顆粒かつおだしの素 …… 小さじ2
　　オイスターソース …… 大さじ1
　　酒 …… 大さじ1
　　チューブにんにく …… 小さじ2
　　チューブしょうが …… 小さじ2
水 …… 400㎖
ごま油 …… 小さじ2

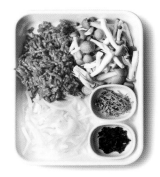

作り方：

① 玉ねぎは3㎝長さの薄切りにし、しめじはほぐす。

② 鍋にごま油を中火で熱し、牛ひき肉、玉ねぎを炒める。

③ 水を加え、煮立ったらあくを取る。しめじ、塩昆布、わかめ、
　 A を加え、ひと煮立ちさせる。

MEMO

・塩昆布はカリウムをはじめ、たんぱく質やミネラル、食物繊維も豊富。
　塩分が多いので食べ過ぎに注意

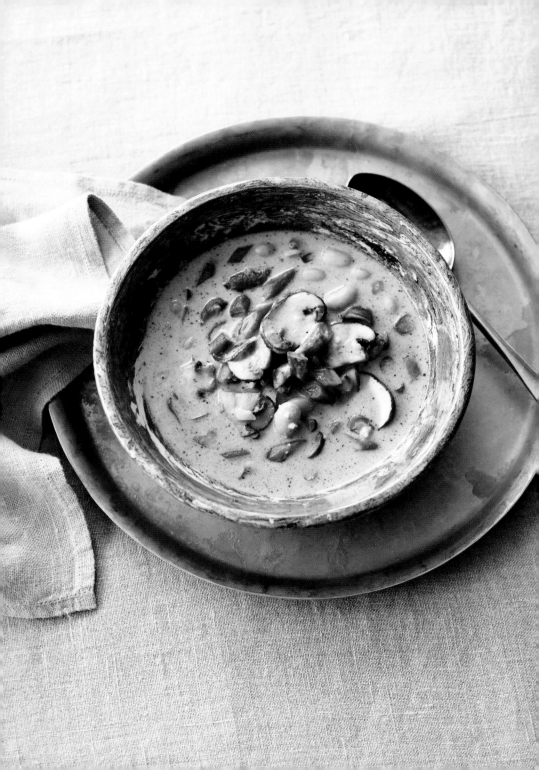

カレーチーズ味がクセになるおいしさ。
なめらかポタージュに時折表れるナッツがアクセント。

材料：2人分

大豆水煮 ⓣ ……100g
いんげん ……15本（100g）
マッシュルーム ……10個（100g）
カシューナッツ ⓔ ……20粒
A 顆粒コンソメスープの素
　　 …… 大さじ1
　カレー粉 ⓔ …… 大さじ1
　チリパウダー …… 少量
　粉チーズ ⓣⓔ …… 大さじ2
　酒 …… 大さじ1
　チューブにんにく …… 小さじ2
　豆乳 ⓣ …… 300㎖
水 …… 100㎖

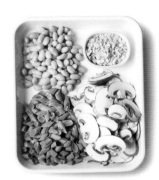

作り方：

① いんげんは1.5cm長さの斜め切り、マッシュルームは薄切り、
　カシューナッツは粗めに刻む。

② 鍋に水を入れて中火にかける。沸騰したら、大豆水煮、**1**を入
　れる。

③ 具材に火が通ったら**A**を加え、ひと煮立ちさせる。

 MEMO

・ほんのり甘いカシューナッツは、亜鉛のほかに貧血を予防する鉄、ビタミンB₁も多い

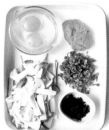

8 min.

かつおだし

たらことわかめの卵スープ

卵とたらこが、ほんのり愛らしい。
たらこは加熱すると色が抜けるので、仕上げに加えて。

材料：2人分

たらこ ⓣ ㊑ ……… 1腹
わかめ ㋼（乾燥）……… 3g
エリンギ ……… 2〜3本（100g）
青ねぎ ……… 1〜2本（10g）
卵 ⓣ ㊑ ……… 2個
A 顆粒かつおだしの素
　　……… 小さじ2
　 ナンプラー ……… 大さじ1
　 酢 ……… 大さじ1
　 酒 ……… 大さじ1
　 チューブにんにく ……… 小さじ2
　 チューブしょうが ……… 小さじ2
水 ……… 450ml

作り方：

① たらこは薄皮を開いて身をこそげ取る。エリンギは3cm長さの細切り、青ねぎは小口切りにする。

② 鍋に水を入れて中火にかける。沸騰したら、わかめ、エリンギ、**A**を加え、ひと煮立ちさせる。

③ 卵を溶いて回し入れ、たらこ、青ねぎを加えて火を止める。

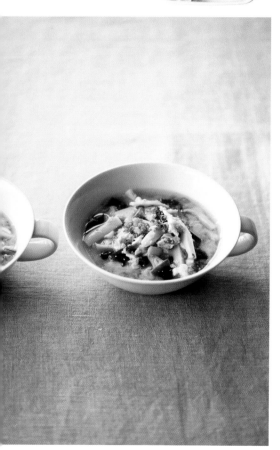

8 min.

かつおだし

厚揚げととろろ昆布の梅スープ

豆苗とねぎのしゃきしゃき感がおいしい。
小腹がすいたときにもさくっと作れます。

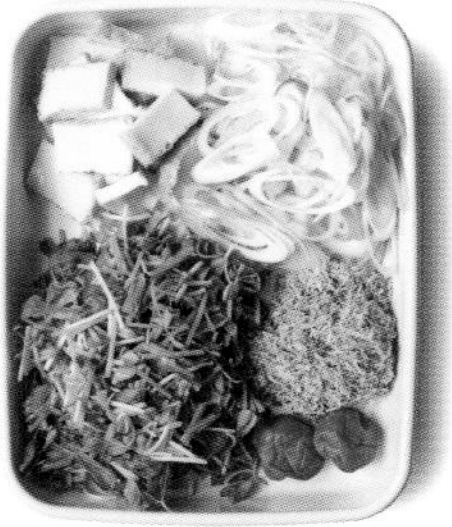

材料：2人分

厚揚げ㋟……1枚（150g）
とろろ昆布㋵……6g
豆苗……1パック（100g）
長ねぎ……2/3本（60g）
梅干し……2個
A 顆粒かつおだしの素……小さじ2
　オイスターソース……大さじ1
　すりごま(亜)（白）……大さじ2
　酒……大さじ1
　チューブにんにく……小さじ1
　チューブしょうが……小さじ1
水……400mℓ

作り方：

① 厚揚げは5mm厚さに切り、とろろ昆布は手でちぎる。豆苗は3cm長さのざく切りに、長ねぎは斜め薄切りにする。梅干しは包丁の背などでたたく。
② 鍋に水を入れて中火にかける。沸騰したら、**1**、**A**を入れ、ひと煮立ちさせる。

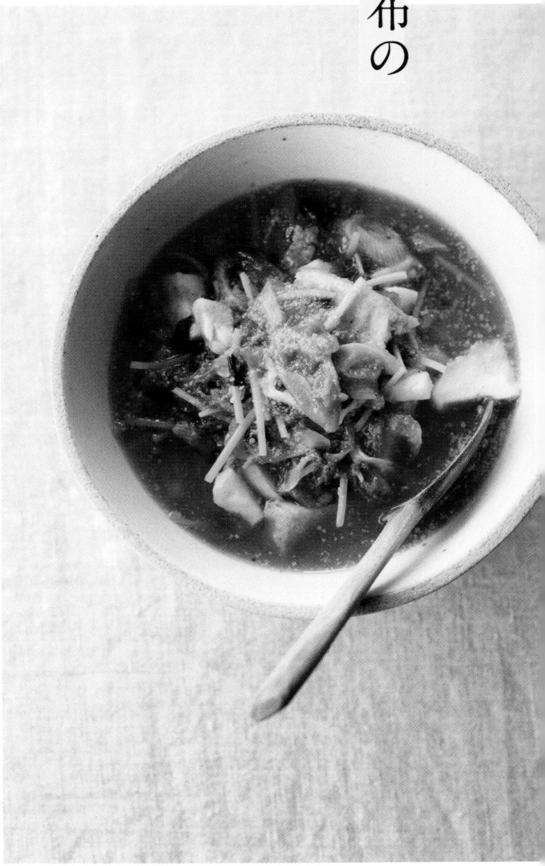

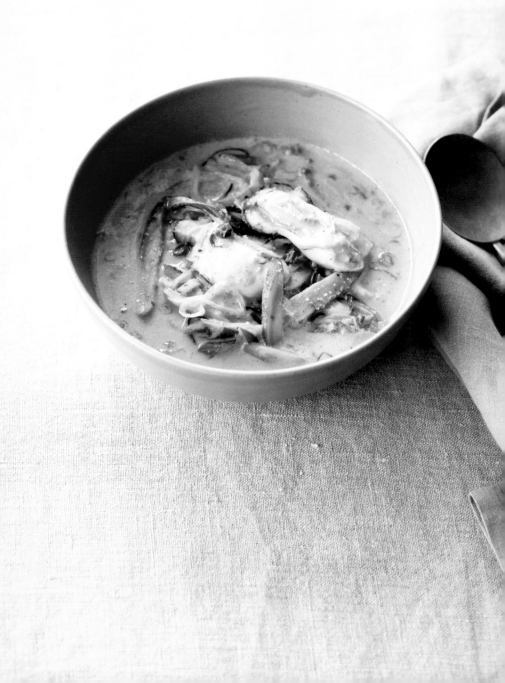

牡蠣とごぼうのカレー豆乳味噌スープ

牡蠣を、ごぼうのうま味が広がるまろやかなスープで
包み込んで。ねぎのビタミンCで亜鉛の吸収率がアップ。

材料：2人分

牡蠣 た 嫌 (加熱用) …… 6個（90g）
ごぼう …… 2/3本（100g）
長ねぎ …… 1本（80g）
青ねぎ …… 1〜2本（10g）
塩昆布 ヨ …… 6g
A 顆粒かつおだしの素 …… 小さじ2
　味噌 …… 大さじ1
　カレー粉 …… 大さじ1
　塩麹 …… 大さじ1
　すりごま 嫌 (白) …… 大さじ2
　酒 …… 大さじ1
　チューブにんにく …… 小さじ2
　チューブしょうが …… 小さじ2
豆乳 た …… 300㎖
水 …… 100㎖
ごま油 …… 小さじ2

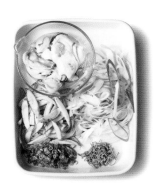

作り方：

① ごぼうは縦半分に切って斜め薄切り、長ねぎは斜め薄切り、
　青ねぎは小口切りにする。

② 鍋にごま油を中火で熱し、ごぼう、長ねぎを炒める。

③ 水を加え、煮立ったら牡蠣と塩昆布、豆乳を入れ、2分ほど
　煮る。

④ **A**を加え、煮えばなに青ねぎを入れて火を止める。

MEMO

・牡蠣は亜鉛のほか、ビタミンB群や鉄、アミノ酸、中性脂肪を減らすタウリンが豊富。
　水溶性のビタミンB群は、スープにすれば余すところなくいただける

罪悪感ゼロのヘルシースイーツ

時々、無性に食べたくなる甘いもの。スイーツも、チョコレートならポリフェノールが豊富なカカオ70%以上のものを選んだりと、健康や美容を意識してセレクトしています。ふだんよく食べているのが、干し芋。GI値が低いため、血糖値が急上昇しないので太りにくく、食物繊維、ビタミンC、カリウムも豊富です。腹持ちもいいので、空腹による食べ過ぎを防ぐヘルシースナッキングにもぴったり。そんなヘルシーおやつに、新たなお気に入りが登場。それは、ローカカオパウダーをたっぷり使った、材料を混ぜて丸めるだけのチョコレートクラスター。ローカカオパウダーは非加熱の（または低温加工した）カカオパウダーのこと。高温で加熱処理されたカカオパウダーよりも栄養価が高く、美容や健康に欠かせないビタミンCや酵素、抗酸化作用の高いカカオポリフェノールも多く含まれています。非加熱・非アルカリ処理のローカカオパウダーで作るチョコレートクラスターは、食物繊維の塊のよう！　グルテンフリーなのでヘルシーで、小腹がすいたときにもつまめて、誰か来たときに出してもおしゃれ。おすすめです！

Atsushi's
チョコレートクラスター
（作りやすい分量）

オートミール（1カップ）、ローカカオパウダー（1カップ）、ココナッツフレーク（1/2カップ）、黒砂糖（1/2カップ）、ピーナッツバター（大さじ4）、塩（ひとつまみ）、豆乳（大さじ5）をボウルに混ぜ合わせ、好みの大きさに丸めたら、冷蔵庫で1時間ほど冷やす。

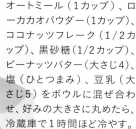

エイジングケア
ベジたんスープ

老化の大きな原因は、体に取り込んだ酸素の一部が
活性酸素となり、細胞が酸化すること。
活性酸素は万病のもとともいわれます。
紫外線やストレスでも活性酸素は増えて、
年齢とともに体内の抗酸化力は弱まるので、
［ポリフェノール］や［アスタキサンチン］［ビタミンＥ］
などの強い抗酸化力のある食材を取り入れて、さびない体に。

◉とりたい栄養素 & おすすめ食材

ポリフェノール ＝ ポ

植物の色素や苦み成分。
高い抗酸化作用で活性酸素などを除去。

| 小松菜　ブロッコリー　なす　玉ねぎ
| しょうが　カレー粉 …など

アスタキサンチン ＝ ア

鮭やえびなどの赤い天然色素。ビタミンＥの
1000倍といわれる強力な抗酸化力を持つ。

| 鮭　えび　かに …など

β－カロテン ＝ β

体内でビタミンＡとなり、有害な活性酸素から
体を守り、免疫力をアップ。

| 大葉　小松菜　ほうれん草　三つ葉　パセリ
| パプリカ　トマト　ドライトマト　オクラ　ズッキーニ
| ブロッコリー　枝豆　にんじん　アボカド　クコの実 …など

ビタミンＥ ＝ VE

別名「若返りのビタミン」。血行を促進し、新陳代謝を活発に。

| パプリカ　唐辛子　ごま　アボカド　アーモンド
| 厚揚げ　豆乳　オリーブオイル　ごま油 …など

ビタミンＣ ＝ VC

ビタミンＥの働きをサポート。抗酸化作用も高い。

| パセリ　パプリカ　ブロッコリー　レモン …など

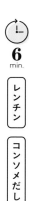

6 min.

レンチン

コンソメだし

パプリカと玉ねぎのトマトスープ

抗酸化力の高いビタミンA・C・Eすべて含むパプリカは、究極の美容ベジ。積極的にとって正解。

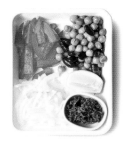

材料：1人分

パプリカ ⓑ ⓋⒸ ⓋⒺ
　……1/2個（80g）
玉ねぎ ㋰ ……1/4個（50g）
ミックスビーンズ ……50g
パセリ ⓑ ⓋⒸ ……少量
A 顆粒コンソメスープの素
　……小さじ1と1/2
　粉チーズ ……大さじ1
　白ワイン ……小さじ2
　チューブにんにく ……小さじ1
　トマトジュース ⓑ ……200mℓ
レモン汁 ⓋⒸ ……1/4個分
クミンシード、黒こしょう
　……好みで

作り方：

① パプリカは3cm長さの細切り、玉ねぎは3cm長さの薄切りにする。

② 耐熱ボウルに**1**とミックスビーンズ、**A**を加えて軽く混ぜ合わせ、ふんわりとラップをし、電子レンジで5分間加熱する。

③ 器に盛り、レモン汁を入れ、パセリをみじん切りにしてちらす。好みでクミンシードと黒こしょうをふる。

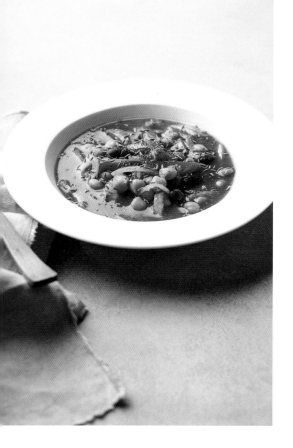

ブロッコリーとアボカドの クリームチーズポタージュ

クリームチーズがきいたこっくりとした味わい。
温かいままでも、冷やしてもおいしい。

材料：2人分

ブロッコリー ⓟ ⓑ ⓥⒸ
　　…… 10房（150g）
アボカド ⓑ ⓥⒺ …… 1個（150g）
むき枝豆 ⓑ（冷凍でも可）…… 100g
アーモンド ⓥⒺ（無塩・素焼き）
　　…… 20粒
A 顆粒コンソメスープの素
　　　…… 大さじ1
　　クリームチーズ …… 40g
　　クミンシード …… 少量
　　酒 …… 小さじ2
　　塩 …… 少量
　　チューブにんにく …… 小さじ2
豆乳 …… 400ml
トッピング用のアーモンド …… 5粒
黒こしょう …… 好みで

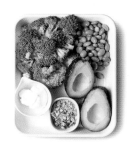

作り方：

① ブロッコリーとアボカドは食べやすい大きさに切る。

② 耐熱ボウルにブロッコリーとむき枝豆を入れ、ふんわりとラップをし、電子レンジで3分間加熱する。

③ ミキサーに移し、アボカド、アーモンド、豆乳を加え、なめらかになるまで攪拌する。

④ 鍋に移し、弱火〜中火で沸騰しない程度に温める。**A**を加え、味を調える。

⑤ 器に盛り、トッピング用のアーモンドを刻んでちらす。好みで黒こしょうをふる。

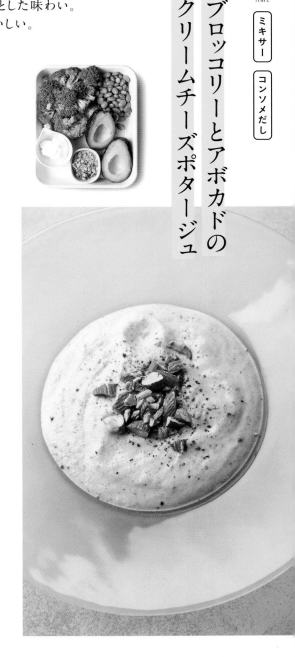

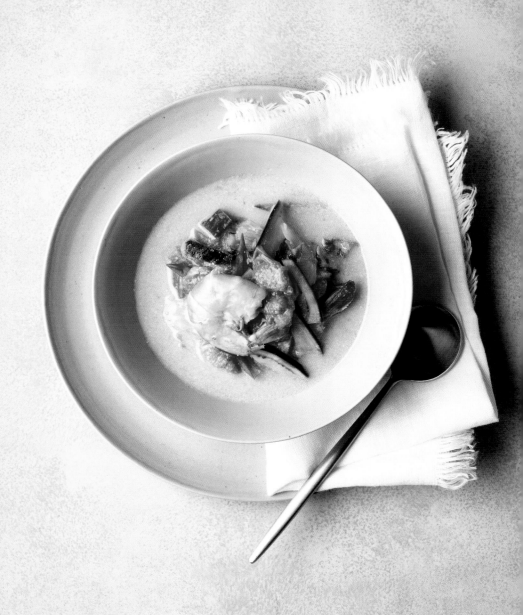

えびとなすのクリーミーカレースープ

ぷりぷりのえびを使ったごちそうスープ。えびの殻、
なすの皮には抗酸化成分が豊富なのでそのまま使って。

材料：2人分

えび⑦（殻付き）……6尾
なす㋬……1本（100g）
ミニトマト㋟……12個
セロリ……1本弱（80g）
ドライトマト㋟……20g
A 鶏ガラスープの素……大さじ1
 塩麹……大さじ1
 カレー粉㋬……大さじ1
 酒……大さじ1
 チューブにんにく……小さじ2
 チューブしょうが㋬……小さじ2
水……100ml
豆乳……300ml
オリーブオイル ⓋⒺ ……小さじ2

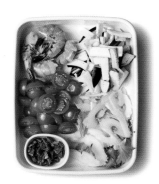

作り方：

① なすは3cm長さの細切り、ミニトマトは縦半分に切る。セロリは斜め薄切りにする。ドライトマトは粗く刻む。

② 鍋にオリーブオイルを中火で熱し、えび（殻ごと）、**1**を炒める。

③ 水を加え、沸騰したらあくを取る。豆乳、**A**を加え、ひと煮立ちさせる。

MEMO

・鶏だしと2種類のトマトでうま味たっぷり

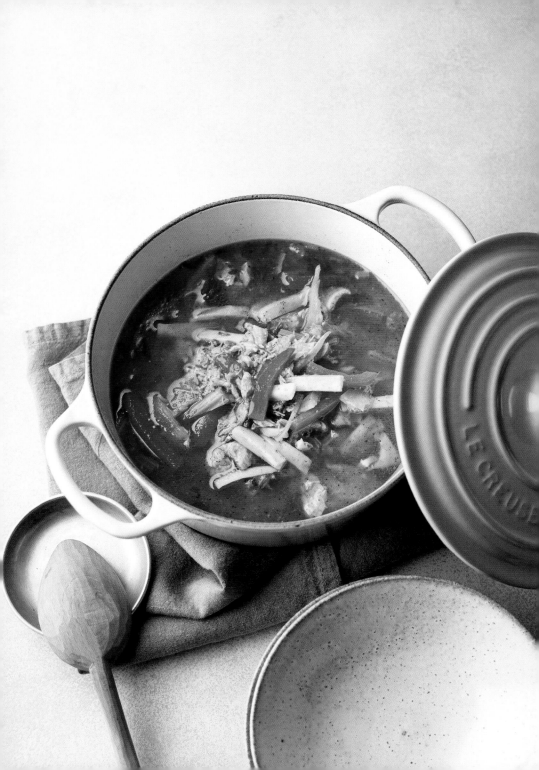

唐辛子とレモンがきいたうま辛スープ。
鮭は抗酸化成分豊富な皮ごと食べるのが美の鉄則。

材料：2人分

鮭 ㋐（皮付き）…… 2切れ（200g）
パプリカ ㋑ VC VE …… 1個（160g）
エリンギ …… 2〜3本（100g）
セロリ …… 1本弱（80g）
鷹の爪 VE …… 1本
レモン汁 VC …… 1/2個分
A 顆粒コンソメスープの素
　　　 …… 大さじ1
　　ナンプラー …… 大さじ1
　　チリパウダー …… 大さじ1
　　粉チーズ …… 大さじ2
　　白ワイン …… 大さじ1
　　チューブにんにく …… 小さじ2
　　チューブしょうが ㋘ …… 小さじ2
水 …… 400㎖
オリーブオイル VE …… 小さじ2

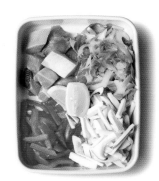

作り方：

① 鮭は食べやすい大きさに切る。

② パプリカ、エリンギは3㎝長さの細切り、セロリは斜め薄切り
　にする。鷹の爪は小口切りにする。

③ 鍋にオリーブオイルを中火で熱し、**1**、**2** の順に炒める。

④ 水を加え、沸騰したらあくを取る。**A** を加え、ひと煮立ちさせ
　たらレモン汁を加える。

MEMO

・唐辛子の辛味成分であるカプサイシンは、代謝を上げて脂肪燃焼を促す。
　血行を促進するので冷え性改善にも

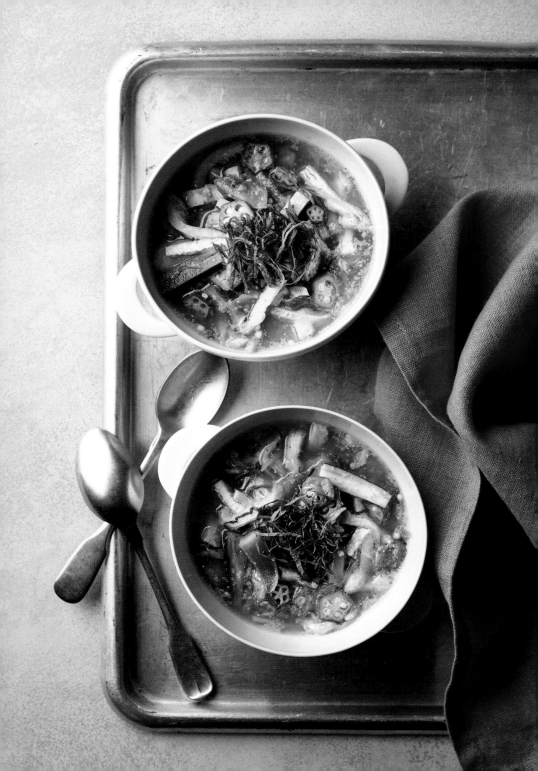

たっぷりの夏野菜と梅で疲れも吹き飛ぶ。
みょうがと大葉の香味野菜が涼やかで夏にもぴったり。

なすとオクラと梅のスープ

材料：2人分

油揚げ……2枚（60g）
なす ㋛……1本（80g）
オクラ ⓑ……6本（70g）
みょうが……3個（45g）
大葉 ⓑ……10枚
梅干し……2個
A 鶏ガラスープの素 …… 大さじ1
　　オイスターソース …… 小さじ2
　　黒酢 …… 大さじ2
　　すりごま ⓋⒺ（白）…… 大さじ2
　　酒 …… 小さじ1
　　チューブにんにく …… 小さじ2
　　チューブしょうが ㋛ …… 小さじ2
水 …… 400㎖

作り方：

① 油揚げは横半分に切って細切り、なすは3cm長さの細切り、
　 オクラは小口切りにする。みょうがは縦半分に切って斜めに
　 せん切りにする。

② 大葉はせん切りにし、梅干しは包丁の背などでたたく。

③ 鍋に水を入れて中火にかける。沸騰したら **1** を加える。

④ 梅干しと **A** を加え、ひと煮立ちさせる。器に盛り、大葉をの
　 せる。

MEMO

・オクラは、美肌・美白作用がある抗酸化成分のβ-カロテンや、むくみを解消するカリウムが豊富
・みょうがはカリウムも多い

えびと豆腐のポタージュ

エイジングケアにきく栄養素をまるごといただき。
ビタミンC・Eが豊富なクミンを好きなだけちらして。

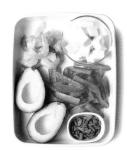

材料：2人分

むきえび ㋐ …… 100g
豆腐（絹ごし）…… 1/3丁（100g）
パプリカ ㋑ Ⓥc Ⓥe …… 1個（160g）
アボカド ㋑ Ⓥe …… 1個（150g）
クコの実 ㋑ …… 大さじ1
A 塩麹 …… 大さじ1
　クミンシード …… 少量
　酒 …… 大さじ1
　塩 …… 少量
　チューブにんにく …… 小さじ2
　チューブしょうが ㋕ …… 小さじ2
豆乳 Ⓥe …… 300㎖
水 …… 100㎖
トッピング用のクコの実、
　クミンシード …… 好みで

作り方：

① 豆腐、パプリカ、アボカドは
　適当な大きさに切る。
② 耐熱ボウルに、むきえび、**1**、
　クコの実を入れ、ふんわりと
　ラップをし、電子レンジで4
　分間加熱する。
③ ミキサーに移し、豆乳と水を
　加え、なめらかになるまで攪
　拌する。
④ 鍋に移し、弱火〜中火で沸騰
　しない程度に温め、**A**を加え
　て味を調える。器に盛り、好
　みでクコの実とクミンシード
　をふる。

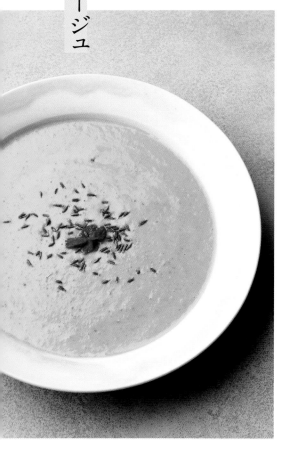

忙しい朝や遅く帰った夜はレンチンで。
鮭フレークの塩けで調味料いらず。

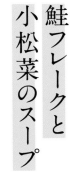

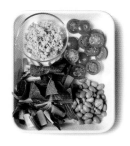

材料：1人分

鮭フレーク㋐ ……… 40g
小松菜㋐㋑ ……… 1/6束（50g）
ミニトマト㋑ ……… 6個
むき枝豆㋑（冷凍でも可）……… 50g
A 顆粒コンソメスープの素
　　　……… 小さじ1と1/2
　　白ワイン ……… 小さじ1
　　チューブにんにく ……… 小さじ1
　　水 ……… 200㎖
　　オリーブオイル VE ……… 少量
黒こしょう ……… 好みで

作り方：

① 小松菜は食べやすい大きさに
　ざく切り、ミニトマトは縦半分
　に切る。
② 耐熱ボウルに鮭フレークと**1**、
　むき枝豆、**A** を入れて軽く混
　ぜ合わせ、ふんわりとラップを
　し、電子レンジで5分間加熱
　する。器に盛り、好みで黒こ
　しょうをふる。

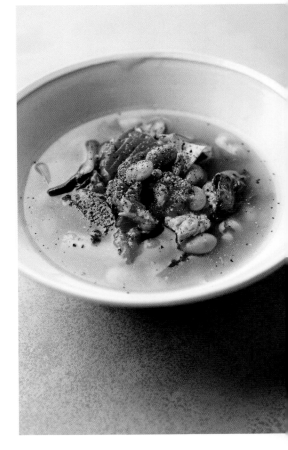

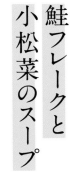鮭フレークと小松菜のスープ

6 min.

レンチン　コンソメだし

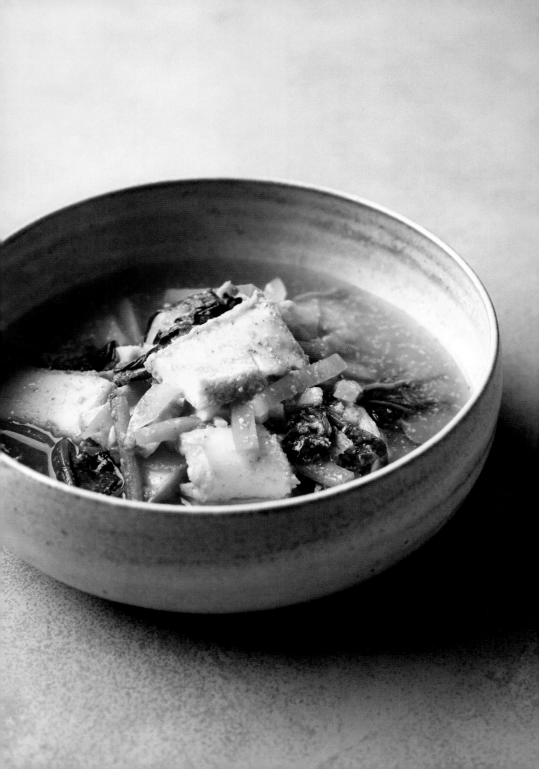

厚揚げとほうれん草のカレー味噌スープ

厚揚げやほうれん草、おなじみの具もカレー粉のひとふりでいつもと違った味に。ごま油の香りも食欲をそそる。

材料：2人分

厚揚げ VE …… 150g
ほうれん草 β …… 1/2束（80g）
にんじん β …… 1/2本（80g）
玉ねぎ 米 …… 小1/2個（80g）
A 顆粒かつおだしの素 …… 小さじ2
　味噌 …… 大さじ1
　カレー粉 米 …… 大さじ1
　みりん …… 小さじ2
　すりごま VE …… 大さじ2
　酒 …… 大さじ1
　チューブにんにく …… 小さじ2
　チューブしょうが 米 …… 小さじ2
水 …… 400ml
ごま油 VE …… 小さじ2

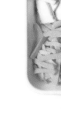

作り方：

① 厚揚げは5mm厚さの薄切り、ほうれん草は食べやすい大きさにざく切りにする。にんじんは3cm長さの細切り、玉ねぎは薄切りにする。

② 鍋にごま油を中火で熱し、**1**を炒める。

③ 水を加え、沸騰したらあくを取る。**A**を加え、煮えばなで火を止める。

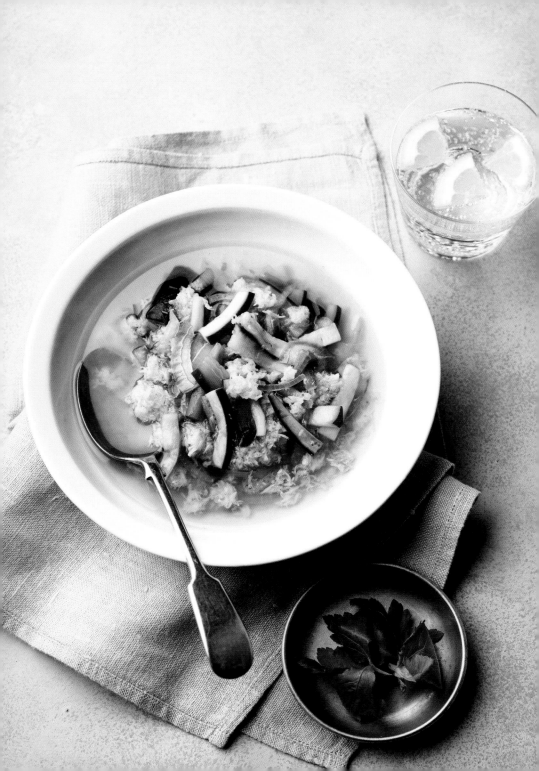

かに缶となすのエスニックスープ

抗酸化成分が凝縮されたかに缶で、ちょっと贅沢に。
ひと煮立ちさせるだけで極上のエスニックスープに。

材料：2人分

かに缶 ㋐ …… 1缶（130g）
なす ㋬ …… 1本（80g）
ズッキーニ ㋨ …… 1/3本（60g）
紫玉ねぎ ㋬ …… 小1/2個（80g）
三つ葉 ㋨ …… 1束（20g）
A 鶏ガラスープの素 …… 大さじ1
　　ナンプラー …… 大さじ1
　　すりごま VE（白）…… 大さじ2
　　酒 …… 大さじ1
　　鷹の爪 VE …… 1本（みじん切り）
　　チューブにんにく …… 小さじ2
　　チューブしょうが ㋬ …… 小さじ2
水 …… 400mℓ

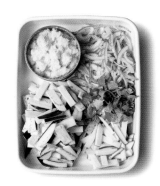

作り方：

① なす、ズッキーニは3cm長さの細切り、紫玉ねぎは薄切りにする。

② 三つ葉は2cm長さに刻む。

③ 鍋に水を入れて中火にかける。沸騰したら、**1**を入れる。

④ かに缶と**A**を加え、ひと煮立ちさせる。器に盛り、三つ葉を添え、トッピングしながらいただく。

MEMO

・かPCには、肝機能を活発にするタウリン、皮膚や粘膜を健やかに保つナイアシン、カルシウムも豊富
・紫玉ねぎのポリフェノールはケルセチン。コレステロール値を下げたり、認知症予防にも

きのこ類

INDEX

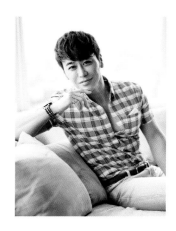

Atsushi

ライフスタイルプロデューサー／野菜ソムリエプロ

あつし／ディーゼル、D&G、VERSACEのPRを経て独立。オーストラリア留学や前職での豊かな海外経験を生かし、ライフスタイルプロデューサーとして、ファッション、美容、食などの分野で幅広く活躍中。ナチュラルスキンケアブランド「abotanical」などのプロデュースも手がける。2016年に漢方養生指導士初級取得、野菜ソムリエ中級試験に合格し、野菜ソムリエプロに。『#モデルがこっそり飲んでいる3日で2kgやせる魔法のスープ』『#モデルがこっそり作っている魔法の楽やせレンチンスープ』（ともに宝島社）など著書多数。

Instagram: @atsushi_416

STAFF

撮影	福田喜一
スタイリスト	洲脇佑美
調理アシスタント	関沢愛美
ヘア＆メイク	今関梨華（Linx）
製作協力	吉澤 秀（IDEA）
ブックデザイン	宮崎絵美子
校閲	玄冬書林
編集・構成	松田亜子

撮影協力
ル・クルーゼ ジャポン
www.lecreuset.co.jp

制作	遠山礼子・星 一枝
販売	椎名靖子・小菅さやか
宣伝	野中千織
編集	益田史子

野菜（ベジ）+たんぱく質、食べる美容液レシピ
やせる! キレイになる! ベジたんスープ50

2020年 5 月30日　初版第1刷発行
2021年 6 月19日　　第6刷発行

著　者	Atsushi
発行者	小澤洋美
発行所	株式会社　小学館
	〒101−8001
	東京都千代田区一ツ橋2−3−1
	☎ 03・3230・5192（編集）
	03・5281・3555（販売）
印刷所	凸版印刷株式会社
製本所	株式会社　若林製本工場

©Atsushi 2020　Printed in Japan
ISBN978-4-09-310652-8

※ 造本には十分注意しておりますが、印刷、製本など製造上の不備がございましたら「制作局コールセンター」（☎0120-336-340）にご連絡ください（電話受付は、土・日・祝休日を除く9：30〜17：30）。
本書の無断での複写（コピー）、上演、放送等の二次利用、翻案等は著作権法上例外を除き禁じられています。
本書の電子データ化などの無断複製は著作権法上の例外を除き禁じられています。
代行業者等の第三者による本書の電子的複製も認められておりません。